AF464167

CHIRURGIE DES TÉRATOPAGES

OPÉRATION

DE

MARIA-ROSALINA

Observation d'un nouveau Xiphopage

LES FRÈRES CHINOIS

PAR M. LE D[r]

Ed. CHAPOT-PRÉVOST

Professeur à la Faculté de Médecine de Rio de Janeiro (Brésil).

Préface de M. le Pr Félix TERRIER.

Avec 60 Figures dans le Texte.

PARIS
INSTITUT INTERNATIONAL DE BIBLIOGRAPHIE SCIENTIFIQUE,
93, BOULEVARD SAINT-GERMAIN, VI.

—

1901

CHIRURGIE DES TÉRATOPAGES

OPÉRATION

DE

MARIA-ROSALINA

Observation d'un nouveau Xiphopage

LES FRÈRES CHINOIS

PAR M. LE Dr

Ed. CHAPOT-PRÉVOST

Professeur à la Faculté de Médecine de Rio de Janeiro (Brésil).

Préface de M. le Pr Félix TERRIER.

Avec 60 Figures dans le Texte.

PARIS

INSTITUT INTERNATIONAL DE BIBLIOGRAPHIE SCIENTIFIQUE,

93, BOULEVARD SAINT-GERMAIN, VI.

1901

A

M. le Dr Félix TERRIER (de Paris),

Chirurgien des Hôpitaux,

Professeur de Clinique chirurgicale à la Faculté de Médecine de Paris,

Membre de l'Académie de Médecine,

Commandeur de la Légion d'honneur.

Hommage très respectueux.

Pr Chapot-Prévost,
(Rio de Janeiro).

A LA MÉMOIRE DE MON PÈRE :

Louis CHAPOT-PRÉVOST.

PRÉFACE

Il y a bientôt dix ans, mon ancien élève et ami, Marcel Baudouin, me mit au courant des recherches qu'il poursuivait sur les MONSTRES DOUBLES, *au point de vue tératogénique ; et cette question, à cette époque, le passionnait à tel point qu'il fit plusieurs voyages à l'étranger pour pouvoir observer de près quelques sujets vivants de cet ordre qu'on exposait dans différentes villes.*

Chacun sait qu'il a, en effet, décrit dans notre pays deux des plus célèbres représentants de cette catégorie de Monstres, actuellement vivants : les Sœurs Rosa-Josepha et Radica-Doodica, qui sont des types de Pygopagie et de Xiphopagie très nets.

*Dès cette époque, il me communiqua ses idées sur l'*OPÉRABILITÉ *de la plupart des cas de Tératopagie décrits par les auteurs classiques, et en particulier des* CÉPHALOPAGES, *des* PYGOPAGES, *et des* XIPHOPAGES. *Lorsqu'en 1893, il eut examiné le Xiphopage, qui s'exhibe encore actuellement en France, connaissant les tentatives opératoires faites par divers chirurgiens anciens, il me demanda ce que je pensais de la diérèse des deux fillettes Radica-Doodica.*

J'accueillis, je n'ai pas à le nier, ses remarques avec un certain scepticisme, pensant bien qu'on ne parviendrait pas de sitôt à décider le Barnum à se laisser ravir sa fortune, d'autant plus que ce genre d'intervention à grand éclat ne m'a jamais tenté.

*
* *

L'année dernière, au Brésil, M. le Dr Chapot-Prévost, professeur à la Faculté de Médecine de Rio de Janeiro, a eu l'occasion d'observer un autre Monstre double vivant, d'un autre genre, mais analogue.

S'inspirant, en ce qui concerne l'opérabilité de ces cas, des affirmations répétées de Marcel Baudouin, dont l'opinion catégorique (1892) était la résultante des constatations et des études faites dans mon service, notre distingué confrère entreprit la séparation des deux fillettes Maria-Rosalina, dont l'Observation fait l'objet de ce volume.

Il a eu le rare bonheur de sauver l'une d'entre elles, et surtout de tirer de ce cas clinique et de cette opération des conclusions très intéressantes. Il n'est pas douteux que ce travail, dont il m'a demandé d'écrire l'avant-propos, me considérant comme l'inspirateur direct de sa tentative par l'intermédiaire de mon ami, Marcel Baudouin, fera date dans l'histoire de la Chirurgie des Monstres doubles.

*
* *

Le fait qui lui sert de base a été étudié avec tant de soin ; les recherches expérimentales auxquelles il a donné lieu ont été exécutées avec un succès si remarquable ; le procédé de résection du foie, qu'il préconise et qu'il a répété à Paris avec mon élève M. Auvray, est si pratique, que je suis heureux de pouvoir souligner cet effort d'un Collègue étranger, qui a mis tout en œuvre pour atteindre le but poursuivi.

M. le Dr Chapot-Prévost, avec Marcel Baudouin, a ouvert une voie nouvelle à la Chirurgie, par cette tentative aussi ingrate qu'ardue. On peut souhaiter que de pareils travaux ne restent pas indifférents à tous ceux qui aiment notre art et ne souhaitent que ses incessants progrès.

F. TERRIER.

AVANT-PROPOS

Ce modeste volume, que nous avons l'honneur de soumettre à la bienveillante attention du monde scientifique, est le résultat d'une série d'études sur une question qui a le grand inconvénient ou peut-être l'avantage de passionner très facilement tous les esprits : l'OPÉRABILITÉ DES MONSTRES DOUBLES AUTOSITAIRES.

Chez nous, au Brésil, il n'y a certainement plus aujourd'hui un seul habitant qui ne connaisse l'histoire des Sœurs Maria-Rosalina. Nombre de journaux importants des principales villes de notre pays, de même que de toute l'Amérique et de l'Europe, s'en sont occupés d'une façon plus ou moins détaillée.

A Rio de Janeiro, aussitôt que s'est répandue la nouvelle de la séparation de ces deux charmantes fillettes, connues de tout le monde, et que l'on croyait irrémédiablement unies, l'émotion a été tellement grande que, pour satisfaire la curiosité du public, tous les journaux affichaient à chaque instant des bulletins sur l'état des petites opérées.

L'intérêt, que toute la population de Rio a témoigné pour le résultat de cette opération, a été tellement extraordinaire que je tiens à remercier ici tout particulièrement la FAMILLE et la PRESSE BRÉSILIENNE ET ÉTRANGÈRE de Rio, de même que les nombreuses Sociétés savantes, religieuses et profanes, de cette ville, et en général ceux dont les sentiments humanitaires et la charité chrétienne pour ces deux petits anges se sont montrés supérieurs à tout ce que l'on pourrait imaginer.

Les plus célèbres médecins, les chirurgiens les plus distingués, et beaucoup d'autres personnes importantes de tout le Brésil ont manifesté par des lettres ou par des visites leur enthousiasme pour le chirurgien brésilien, qui venait d'exécuter cette opération hardie, déjà tentée antérieurement sur le même sujet, et jugée impraticable.

Après la mort de Maria et l'autopsie médico-légale provoquée par l'opérateur, les opinions se sont divisées ; et des discussions violentes se sont engagées dans toutes les Sociétés médicales et extra-médicales de Rio. Nous ne pouvons oublier à l'heure actuelle l'ardeur avec laquelle notre conduite a été défendue par beaucoup de confrères et par d'autres amis que nous prions d'accepter tous nos remerciements.

*
* *

Ce même enthousiasme s'est transmis peu à peu à toute la population et, à la Chambre des Députés, de même qu'au Sénat brésilien, à la suite de discours très chaleureux pour et contre, on a voté un crédit permettant à l'auteur de venir communiquer le fait exceptionnel aux Sociétés savantes de l'Europe.

Nous saisissons avec plaisir cette occasion pour témoigner toute notre reconnaissance aux *Chambres* et au *Gouvernement* de notre pays, pour ce généreux mouvement, à nos aides, dont le dévouement a été incomparable, et à nos chers élèves, toute notre gratitude.

*
* *

Pendant notre séjour à Paris, par le plus grand des hasards, nous avons eu des nouvelles d'un monstre, analogue à celui que nous avons opéré, qui était exposé dans un cirque à Vienne. Nous nous sommes tout de suite décidé à faire un voyage en Autriche, exprès pour étudier ce nouveau cas des Frères Chinois, Liou-Seng-Sen et Liou-Tang-Sen, dont nous pouvons donner une observation assez complète, grâce à l'obligeance de MM. les Ministres et Secrétaires des Légations des Etats-Unis de l'Amérique du Nord et du Brésil, à Vienne.

* * *

La meilleure recommandation que nous aurions pu désirer pour nous présenter devant le monde savant nous a été fournie par la Préface de M. le Pr TERRIER, l'inspirateur de cette opération par les publications de ses élèves MM. *Marcel Baudouin* et *Maurice Auvray*, sur l'opérabilité des monstres doubles, et sur l'hémostase du foie.

L'Institut de Bibliographie scientifique de Paris n'a pas épargné sa bonne volonté en nous cédant de nombreux clichés et autres précieux documents dont il dispose, qui nous ont permis de faire un travail assez complet sur le sujet.

Nous prions le savant Directeur de cet important établissement scientifique d'agréer tous nos remerciements.

PARIS, le 26 février 1901

Ed. CHAPOT-PRÉVOST,

Professeur à la Faculté de Médecine de Rio de Janeiro (Brésil).

617.3

CHIRURGIE DES TÉRATOPAGES

OPÉRATION

DE

MARIA-ROSALINA

Observation d'un nouveau Xiphopage

LES FRÈRES CHINOIS

Introduction.

Pour pouvoir aborder cette question extrêmement compliquée d'une façon méthodique, il faut tout d'abord bien se rendre compte de ce que représentent ces types tératologiques, qu'on désigne sous le nom de TÉRATOPAGES, et qui ont de tout temps exercé la sagacité des embryologistes, de même que celle des physiologistes, des psychologues, des anatomistes, et enfin des chirurgiens.

Nous commencerons donc cette étude en faisant une excursion dans le domaine de la tératogénie, pour mieux comprendre d'un côté, les limites de l'individualité de chacun des sujets composants de ces monstres doubles, et de l'autre, pour bien pouvoir saisir la complexité plus ou moins importante des ponts organiques qui les maintiennent réunis.

Nous verrons que, de toutes les hypothèses proposées pour expliquer les formations diplogéniques, celle de la *polyspermie* est la plus acceptable ; mais que, malgré cela, on ne pourra rien affirmer sur ces productions bizarres, tant que l'on n'aura pas pu suivre et bien étudier, sur plusieurs espèces animales, toutes les phases de leur évolution.

*
* *

En nous basant sur la *Théorie de la Radiation* de Rauber, ébauchée par Lereboullet, comme dit Dareste, et adoptée par Mathias Duval, nous pourrions diviser les TÉRATOPAGES en *divergents*, *convergents*, et *parallèles*.

Mais, comme nous tenons surtout à les étudier au point de vue chirurgical, nous les distinguerons selon les *grandes régions par lesquelles ils s'unissent*, c'est-à-dire suivant que la jonction des deux sujets composants se fait par les régions *céphalique*, *thoraco-abdominale* ou *pelvienne*.

Dans chacun de ces trois grands groupes, nous étudierons les divers organes par lesquels peut se faire la soudure des sujets; et nous pourrons ainsi déduire, de la connaissance exacte de la structure de ces ponts d'union, les règles à suivre dans la séparation des individus composants de ces monstres, et fixer, le plus rigoureusement possible, les limites de leur opérabilité.

A propos des Thoracopages, considérés par Dareste comme inséparables, nous ferons l'étude du cas que nous avons eu l'occasion d'opérer à Rio de Janeiro, et nous verrons que, si l'on pouvait encore croire, avant l'opération de Maria-Rosalina, que ces monstres sont inopérables, aujourd'hui, après le résultat que nous avons obtenu, en employant le procédé d'hémostase du foie que nous avons communiqué à l'Académie de Médecine et à la Société de Chirurgie de Paris, on pourra séparer sans crainte les sujets composants de ces genres de monstres.

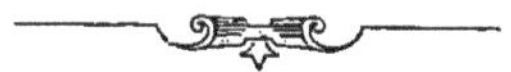

CHAPITRE I.

Questions de Tératogénie.

Par des observations nombreuses sur différentes espèces d'animaux et spécialement sur les œufs de poule, on a pu constater que les embryons des monstres doubles se trouvent à la surface d'une masse vitelline unique, qui appartient peut-être à un seul œuf. Ces types tératologiques doivent être considérés comme des jumeaux vitellins, qui peuvent parfois se former indépendamment, mais qui très souvent, par une certaine situation et par une orientation spéciale de leurs lignes primitives, ont dû se souder à une époque plus ou moins avancée de leur développement, en formant divers genres de monstruosités, comme dans la grande classe des Tératopages.

Malgré les nombreuses théories créées pour faire comprendre le mode de formation de ces monstruosités, qui ont de tout temps attiré l'attention des savants, il y a encore beaucoup de points obscurs dans l'histoire de la production de ces êtres.

Si d'un côté, en effet, les études de Fol (1) et de Hertwig (2) permettent de comprendre le rôle prépondérant que doit jouer la polyspermie dans la diplogénèse de certains animaux inférieurs, un seul œuf étant dans ces cas suffisant pour la formation d'un de ces monstres, pourvu qu'il soit fécondé par deux ou trois spermatozoïdes, les observations très intéressantes et non moins instructives de Lacaze-Duthiers, faites en 1876 (3), nous montrent au contraire la possibilité de la production artificielle de diplogenèses chez certains Mollusques gastéropodes du genre Bulle (*Bullæa aperta*) par un processus bien différent. En contraignant ces animaux à hâter le travail de la ponte, ce savant a pu accélérer l'émission des œufs au point que deux d'entre eux se trouvaient accidentellement dans une même coque gélatineuse.

(1) H. Fol. *Recherches sur la fécondation et le commencement de l'hénogénie*. Genève, 1879.

Il ne faut pas oublier qu'un siècle environ avant Fol, Jacobi expliquait la formation des monstres doubles, non seulement chez les poissons, mais chez les autres animaux et chez l'homme lui-même, par une double fécondation. Voici ses propres paroles, reproduites par Dareste : « Alle Missgeburten bei Menschen und den Thieren überhaupt welche einen gemeinschaftlichen Magen haben, entstehen wenn ein Ei durch mehr als ein Samenthier fruchtbar geworden ist ».

(2) O. u. R. Hertwig. *Uber den Befruschtungs und Teilungsvorgänge der thierischen Eies unter dem Einfluss äusserer Agentien*. 1887.

(3) *Archives de Zoologie expérimentale*, 1876, t. IV, p. 483.

Ces œufs, continuant leur évolution dans ces conditions, aboutissent très souvent à la formation de monstres doubles.

Dareste, critiquant ces expériences, fait remarquer que, dans tous les cas ainsi obtenus, la soudure des deux embryons n'est que superficielle et ne produit, par conséquent, rien de comparable à l'organisation des monstres doubles, observés chez les poissons et chez les oiseaux. Il y a là, dit-il, deux ordres de faits complètement distincts.

Nous croyons pourtant que, si l'on peut admettre une distinction entre ces faits, il n'est pas moins vrai que des soudures très superficielles pouvant se présenter chez certains monstres humains de même que chez les animaux inférieurs, on peut alors supposer qu'il y ait une certaine analogie dans les processus de formation de ces monstres dans les deux cas.

La polyspermie peut, chez certains animaux, se produire normalement, c'est-à-dire sans aboutir à la formation de monstres doubles ou triples. Fick l'a retrouvée chez l'Axolotl, Rückert chez les Sélaciens, Oppel chez les Reptiles ; mais, dans ces cas, un seul spermatozoïde sert à constituer le pronucléus mâle, avec son spermocentre, pour s'unir au pronucléus femelle avec un ovo-centre et former ainsi le noyau fécond de l'œuf, tandis que les autres sont destinés à produire des organes *vitellins* ou *parablastiques*, des *mérocytes* en somme ; mais ils ne prennent aucune part à la formation de l'embryon.

On sait que chez certains *Diplosoma* par exemple, l'embryon normal, en voie de formation, bourgeonne déjà dans l'œuf : ce qui est une conséquence ultime du phénomène fondamental de l'hérédité embryogénique, la *tachygenèse* ou *accélération embryogénique ;* et ces œufs produisent toujours deux embryons en continuité, qui paraissent contemporains, et d'autres plus petits (Ed. Perrier).

Les recherches de Chabry (1) et de Roux (2) semblent, quoique limitées à deux ou trois espèces animales, démontrer d'une façon incontestable la possibilité de la production artificielle de monstres par défaut avec des œufs d'Ascidies et de Grenouilles, en détruisant par des moyens mécaniques un, deux, ou même trois des blastomères, qui résultent des toutes premières divisions de l'œuf ; ces investigations paraissent bien confirmer l'anisotropie de cet élément cellulaire et la vérité de la *théorie de la mosaïque*, en faisant comprendre en même temps la difficulté d'admettre la formation d'un monstre double aux dépens d'un œuf unique, sans la ressource au moins d'une double

(1) *Embryologie normale et tératologique des Ascidies.* Thèse de Doc. ès-sc. nat., Paris, 1887.

(2) *Breslauer arztl. Zeit.*, 1885, p. 54.

fécondation qui la justifie. Mais nous voyons, d'un autre côté, par les expériences vraiment très curieuses de Driesch (1), Morgan (2), Löb (3), et Wilson (4) entre autres, que, même chez des animaux assez supérieurement placés sur l'échelle zoologique, on peut obtenir artificiellement, au moyen d'un seul blastomère, isolé à la phase deux, quatre, et même huit de la division d'un œuf normalement fécondé, un embryon dont la forme est parfaitement semblable à celle d'un embryon normal, mais dont le volume est deux, quatre, huit fois plus petit, selon la phase pendant laquelle l'expérience est faite.

Löb a pu, chez certains poissons, produire artificiellement deux embryons, en séparant mécaniquement les deux premiers blastomères d'un œuf normalement fécondé. La théorie de la *mosaïque* de Roux était ainsi battue en brèche. On pouvait pourtant penser que, si un œuf, dans ces conditions normales, peut être divisé en plusieurs parties, capables de produire chacun un embryon, ce même œuf doit pouvoir former un monstre double, quadruple, etc., si les blastomères après avoir été écartés les uns des autres, peuvent continuer leur évolution en se conservant assez rapprochés, de façon à se gêner mutuellement. Si la séparation est complète et si les blastomères se maintiennent suffisamment éloignés les uns des autres, on pourra avoir des jumeaux, qui peuvent ainsi être au nombre de deux, trois, ou quelquefois quatre, comme il peut arriver, mais rarement chez l'homme.

Les expériences de Ryder (5) sont assez démonstratives au point de vue de la possibilité de la production artificielle des monstres doubles et triples chez les poissons, en soumettant les œufs de ces animaux à des manœuvres de secouage pendant quelque temps. Lereboullet (6) aurait très probablement pu observer des faits semblables, s'il avait eu l'idée d'examiner à temps tous les œufs qu'il croyait *gâtés*.

Dareste (7) et Féré (8) ont soumis de très nombreux œufs de poule à deux jaunes à l'incubation ; et ils n'ont que très rarement pu observer des embryons monstrueux doubles. Dans ces cas, ils ont toujours pu s'assurer que le monstre s'était formé à la surface d'un seul des deux jaunes.

(1) *Zeit. f. wiss. Zool.*, 1892, LIII, 160-185, Taf. VII.
(2) *Anat. Anzeig.*, 1893, p. 141-152 ; 803 et suiv.
(3) *Pflüger's Arch.*, 1894 LV,.
(4) *Journ. Morph*, Boston, 1893, VIII, 539-638, pl. 29-38.
(5) *Proceed. Acad. Nat. Ac.*, Philadelphie, 1893, I, 75-94.
(6) *Ann. des Sc. nat.*, 1863-1864, 4e série, *Zool.*
(7) *Prod. artificielle des monstruosités.* Paris, 1891.
(8) Féré. *Communication verbale.*

Immermann (1) a étudié un grand nombre d'œufs à deux jaunes; mais il a toujours pu noter la parfaite indépendance des embryons, qui se développaient sur chacun de ces jaunes.

*
* *

Si quelques-uns de ces faits paraissent d'accord avec la possibilité de la formation des monstres doubles aux dépens d'un seul œuf, d'autres, comme nous avons vu plus haut, semblent plutôt en harmonie avec l'origine par deux œufs.

Analysant d'un peu plus près les expériences de Fol sur la polyspermie, nous voyons que, si ce phénomène est suivi de la production de doubles blastules et de doubles gastrules, etc., le mode de dérivation de ces formes embryonnaires au dépens d'un seul œuf n'est pas très-facile à comprendre, surtout quand on pense à la possibilité de la formation de jumeaux univitellins provenant de ces œufs. Si un seul œuf doublement fécondé peut produire deux jumeaux univitellins ou un monstre double qui n'est qu'un cas particulier de gemellité, la fécondation double d'un œuf n'est pas la seule cause de la monstruosité: il faut qu'un autre facteur intervienne. La dispermie ne peut à elle seule expliquer la production des différents genres de monstres doubles.

D'un autre côté, nous avons vu par les recherches de Driesch, Morgan, Löb et Wilson que, sans l'intervention de la fécondation double, on peut obtenir des embryons multiples au dépens d'un seul œuf par d'autres procédés. Le phénomène très connu de la Parthénogenèse, qui est normal chez certains animaux et chez certaines plantes, nous permet de comprendre la formation non pas seulement d'embryons, mais encore d'animaux adultes, sans qu'il soit absolument nécessaire de faire intervenir la fécondation de l'œuf. Chez l'homme, Répin (2) a pu, par des études histologiques très minutieuses et intéressantes, faites sur des kystes dermoïdes de l'ovaire de femmes vierges, déceler la présence de tissus dérivant des trois feuillets du blastoderme tridermique. Le défaut de spermatozoïdes n'est donc pas toujours suffisant à empêcher le développement ontogénique; mais, à ce qu'il semble, quand l'évolution du germe se fait sans intervention de l'élément mâle, il n'y aurait pas d'orientation dans les cytodiérèses ovulaires, c'est-à-dire dans les divisions du germe. Toute l'ontogénie serait troublée.

Boveri a fait sous le rapport de la fécondation quelques observations assez curieuses. Il a pu troubler la fécondation chez l'Oursin, de

(1) Ferd. Immermann. *Ueber Doppeleer beim Huhn.* Basel, 1899.
(2) Répin. *Origine parthénogénétique des kystes de l'ovaire.* Thèse de Paris, 1891.

telle manière que, après la pénétration du spermatozoïde et son dédoublement dans le cytoplasme en pronucléus mâle et spermocentre, celui-ci seul s'acheminait vers le pronocléus femelle, le premier restant inerte à la périphérie. Il a ainsi bien démontré que tout au moins le pronucléus mâle n'apporte rien d'essentiel, ni en fait de substance spécifique quelconque, ni par le dédoublement des chromosomes, ou de la masse de chromatine, dans le phénomène de la fécondation; mais le spermocentre, au contraire, peut à lui tout seul orienter ces divisions et permettre à l'œuf de se développer jusqu'à la formation de la blastula.

Par les très intéressantes études cytologiques faites depuis quelque temps, on connaît le rôle prépondérant du centrosome et de la sphère attractive dans les phénomènes de division cellulaire et on a pu remarquer que, lorsqu'il y a polyspermie, il se forme des caryocynèses multiples, qui pourraient peut-être ainsi expliquer un peu l'origine de la diplogenèse.

La présence de deux vésicules germinatives ayant été notée chez différents animaux et même chez l'homme, il y a lieu de se demander si, dans ces cas, on ne pourrait admettre, comme le fait L. Blanc (1), l'influence de cette disposition sur la formation des monstres doubles; mais il faudrait, pour pouvoir l'affirmer, avoir pu provoquer artificiellement la double fécondation de ces œufs à doubles vésicules germinatives, et suivre toute leur évolution après cette caryogamie complexe.

C'est en tout cas une interprétation qui nous semble très acceptable, si l'on pense aux caractères anatomiques, physiologiques, et psychiques des sujets composants des monstres doubles autositaires, dont l'indépendance est quelquefois si complète et la symétrie si parfaite que seule cette hypothèse pourrait peut-être facilement expliquer ces curieuses dispositions.

Il y a bien cependant encore entre le phénomène de la double fécondation et celui de l'apparition des diverses formes embryonnaires doubles ou triples, qui ne peuvent être apparentes chez les Vertébrés qu'au moment où l'on peut voir les lignes primitives, toute une phase dont l'évolution n'a pas encore pu être suffisamment élucidée, et dont la connaissance est néanmoins indispensable pour bien comprendre la pathogénie des diplogenèses.

(1) L. Blanc. *Les Anomalies chez l'homme et les mammifères.* Paris, 1893.

S'il est difficile d'admettre à l'heure actuelle que les monstres doubles se forment aux dépens de deux œufs, d'abord indépendants, et dont les organismes qu'ils produisent s'accoleraient ensuite, malgré l'observation très instructive de Lacaze-Duthiers, il est incontestable que, principalement pour les monstres doubles autositaires, on ne peut méconnaître qu'il y a toujours deux centres de formation (ces deux centres peuvent peut-être parfois se former aux dépens d'une seule vésicule germinative avec deux centrosomes et deux spermatozoïdes), *parfaitement indépendants au début de l'évolution*, la réunion des sujets se faisant à une époque plus ou moins avancée du développement, selon l'écartement relatif des lignes primitives et d'autres causes encore inconnues (1).

La richesse de l'ovule en deutolécithe a peut-être quelque influence sur le genre de monstruosité qui peut se produire.

* *

De la situation relative des jumeaux vitellins à la surface de l'œuf dépend le genre de tératopagie et l'époque probable à laquelle se fait l'union plus ou moins étendue des sujets. Celle-ci pourrait même être assez approximativement indiquée par l'étude de la structure du pont unissant.

Mais laissons aux embryogénistes la résolution de tous ces problèmes extrêmement difficiles de tératogénie, et cherchons à tracer les limites de l'opérabilité de ces monstres.

(1) On ne sait pas expliquer pourquoi, dans certains cas encore, l'œuf doublement fécondé peut produire des jumeaux vitellins, dans d'autres, des monstres doubles autositaires plus ou moins entièrement unis, et finalement dans d'autres, des monstres doubles parasitaires, etc.

CHAPITRE II.

Chirurgie des Tératopages.

Isidore Geoffroy Saint Hilaire (1) divise la grande classe des monstres doubles en *autositaires* et *parasitaires*. Ces derniers ne nous intéressent qu'à un point de vue un peu différent de celui auquel nous envisageons les autositaires. Parmi ceux-ci, ce sont spécialement les PAGES, que nous tenons à étudier plus particulièrement, car les Adelphes et les Dymes de Saint-Hilaire, étant encore plus intimement unis que les Pages, ne sont pas susceptibles d'interventions chirurgicales.

Le fondateur de la Tératologie divise les Pages en deux familles : celle des Eusomphaliens et celle des Monomphaliens. Le professeur Mathias Duval, dans son admirable article sur la « Pathogénie générale de l'embryon », publié dans le Tome premier du « Traité de Pathologie Générale » de Bouchard, réunit tous les monstres, chez lesquels *les deux sujets composants sont chacun complets et soudés l'un à l'autre par une seule région des corps, région dans laquelle même on peut retrouver les éléments complets de chaque sujet, sous la dénomination de Tératopages*.

Nous avons adopté cette dénomination, parce qu'elle a, à notre avis, le grand avantage de réunir, sous un nom facilement compréhensible, tous ces genres de monstres, en apparence assez différents les uns des autres, tout en permettant de saisir aisément leurs caractères de parenté. et en indiquant que ce sont des types tératologiques.

La situation du pont d'union peut varier par rapport à la région du corps où elle se trouve ; mais elle est toujours symétriquement placée, en considérant les deux sujets composants (2). Cette situation variable de la soudure nous conduit à séparer les Tératopages en divers groupes, relativement à la zone où elle se fait. C'est ainsi que nous avons à considérer les Tératopages *céphaliques*, les Tératopages *pelviens*, et les Tératopages *thoraco-abdominaux*.

(1) Is. Geof. Saint-Hilaire. *Histoire générale et particulière des anomalies de l'organisme*. 1832-1836.

(2) Cette symétrie est très importante au point de vue tératogénique ; et elle ne l'est pas moins au point de vue chirurgical, car elle nous permet jusqu'à un certain point d'évaluer les limites de l'opérabilité, sous la dépendance de la viabilité de quelques-uns de ces monstres doubles.

Le premier et une partie du second groupe forment la famille des Eusomphaliens de Saint-Hilaire; l'autre partie du second groupe et tout le troisième constituent la famille des Monomphaliens.

Le lecteur sera assez indulgent pour comprendre que le but que je me propose en établissant ces divisions, c'est un but purement chirurgical et c'est dire que je désire à peine appliquer aux monstres doubles quelques règles parfaitement établies pour la chirurgie de la tête, du bassin et des organes thoraco-abdominaux, et attirer l'attention des chirurgiens sur l'avantage de l'emploi de certains procédés dont l'utilité est incontestable dans certains cas de Tératopagie.

*
* *

Le premier groupe de Tératopages est constitué par deux genres : celui des MÉTOPAGES et celui des CÉPHALOPAGES.

Le second groupe comprend les PYGOPAGES et les ISCHIOPAGES.

Joly a décrit un genre spécial de Pygopages, auquel il a réservé la dénomination d'*Osphuopages* dont nous connaîtrons tout à l'heure la signification.

Finalement, le troisième groupe est formé par les XIPHOPAGES, les THORACOPAGES, les STERNOPAGES, les ECTOPAGES, les HÉMITROPAGES et les HÉMIPAGES.

Entre ces différents types classiques, il y a une foule d'intermédiaires; et nous verrons que justement entre les Xiphopages et les Sternopages, il est indispensable d'admettre deux genres, ou bien de diviser le genre Thoracopage de Dareste en deux sous-genres, non seulement au point de vue tératogénique, mais aussi au point de vue physiologique, et surtout au point de vue chirurgical. Nous aurons l'occasion de montrer les avantages de ces divisions, à propos de Maria-Rosalina.

Après avoir fait l'étude des principaux monstres de ces différents genres, ayant existé, ou existant encore, nous chercherons à préciser les limites de leur opérabilité et nous terminerons par l'histoire de Maria-Rosalina, type réellement très intéressant de monstre thoraco-xiphopage, dont nous avons pu faire la diérèse chirurgicale. Cette opération avait déjà été tentée par un chirurgien de Rio de Janeiro; mais ce confrère, ayant trouvé un très large pont de foie qui réunissait les deux enfants, n'avait pas osé poursuivre, faute d'un procédé d'hémostase assez sûr.

C'est ce procédé, que nous avons trouvé, qui nous a permis de tenter nouvellement l'opération dont le résultat a été communiqué à l'Académie de Médecine et à la Société de Chirurgie de Paris.

Etudions donc ces différents types de monstres.

A

Union se faisant au niveau de la tête : Céphalopages et Métopages.

Les premiers sont extrêmement rares. Il y a très peu de cas connus de Céphalopagie. Louis Blanc en cite un exemple où le monstre était formé par deux fillettes, qui ont vécu cinq mois à peine.

Chez ces monstres, on remarque en général que les cerveaux sont séparés par les méninges et si la zone d'union n'est pas très vaste, on comprend facilement la possibilité de séparer chirurgicalement les deux individus composants d'un de ces monstres. Cette séparation serait particulièrement indiquée dans des cas où par la viabilité prolongée des deux sujets, on aurait pu s'assurer de l'indépendance physiologique plus ou moins complète de chacun d'eux, d'autant plus que chez ces monstres, aussi bien les Métopages que les Céphalopages, la soudure se fait par la peau et par les parois du crâne.

La résection de grands fragments de ces parois osseuses sans inconvénient nous autorise à affirmer l'opérabilité relativement simple de ces petits êtres. La seule difficulté serait réservée à l'autoplastie.

Les mêmes réflexions s'appliquent parfaitement, *mutatis mutandis*, aux Métopages. Si dans le cas cité par Saint-Hilaire (1), de deux fillettes qui ont ainsi vécu jusqu'à l'âge de dix ans, on n'a rien pu obtenir, malgré la tentative faite pour les séparer après la mort de l'une d'elles, on comprend que cet insuccès est parfaitement explicable non seulement à cause de l'époque à laquelle on a fait l'opération, mais encore par la circonstance assez importante de ne tenter la séparation qu'après la mort de l'une d'elles. Comme nous aurons l'occasion de le vérifier, c'est le sort réservé à tous les monstres doubles que l'on tente de séparer après la mort de l'un des sujets composants. En agissant ainsi, on ne pourra jamais rien obtenir ; il faut, dans tous les cas opérables, intervenir toujours le plus tôt possible et quand les deux sujets ont au moins les apparences de la santé.

(1) Saint-Hilaire. *Loc. cit.*, III, 56.

B

Unions pelviennes.

Quand l'union se fait par le pelvis, nous avons deux genres de monstres très intéressants, dont l'un, celui des PYGOPAGES, est formé par des sujets plus ou moins facilement séparables, dont nous allons faire une étude un peu détaillée ; et l'autre, par des sujets absolument inopérables, tels sont les ISCHIOPAGES (*Fig.* 1 et 2).

Ceux-ci peuvent vivre, et les gravures que nous pouvons présenter plus loin, grâce à l'obligeance de M. Marcel Baudouin, montrent bien clairement que, malgré leur viabilité (cet Ischiopage a vécu environ 3 mois), ces monstres ne sont pas justiciables d'une intervention chirurgicale.

Les premiers sont des Eusomphaliens ; les derniers des Monomphaliens ; mais, comme le fait très bien remarquer Dareste, ceux-ci, les Ischiopages, sont plutôt des *Dymes* que des *Pages*. Ils représenteraient justement le type de transition entre les TÉRATOPAGES et les TÉRATODYMES.

Mais voyons les Pygopages, dont l'union peut se faire par des isthmes plus ou moins étendus (*Fig.* 3, 4 et 5).

M. Marcel Baudouin écrivait dès 1893 (1) : « Une intervention chez les Pygopages serait-elle justifiée ? La plupart des auteurs pensent que l'isolement des deux sujets soudés est à peu près anatomiquement impossible, en raison de la partie intime des parties inférieures des troncs, notamment au niveau du rectum et des organes génitaux externes. Nous n'avons pas, il y a quelque temps, au cours de la description que nous avons donnée de Rosa-Josepha (*Fig.* 3 et 4), le Pygopage exhibé au théâtre de la Gaîté, à Paris, osé aborder cette question (2) ; mais il serait certainement prématuré de la résoudre aujourd'hui dans le sens de la négative, au moins pour tous les cas de Pygopagie vraie. D'ailleurs, la séparation est anatomiquement possible, puisqu'elle a été exécutée déjà une fois. Aussi aujourd'hui, pour certains de ces monstres tout au moins, nous n'hésiterions pas à conseiller l'opération..... Rappelons que récemment on a distingué dans les Pygopages d'I. Geoffroy-Saint-Hilaire deux variétés : les Osphuopages (Millie-Christine (*Fig.* 5) et les Pygopages vrais (Hélène et

(1) *Revue scientifique*, 21 janvier 1893, p. 75.
(2) *Sem. méd.*, Paris, 1891, 8 juillet, p. 273.

Type de Tératopages Monomphaliens inopérables.

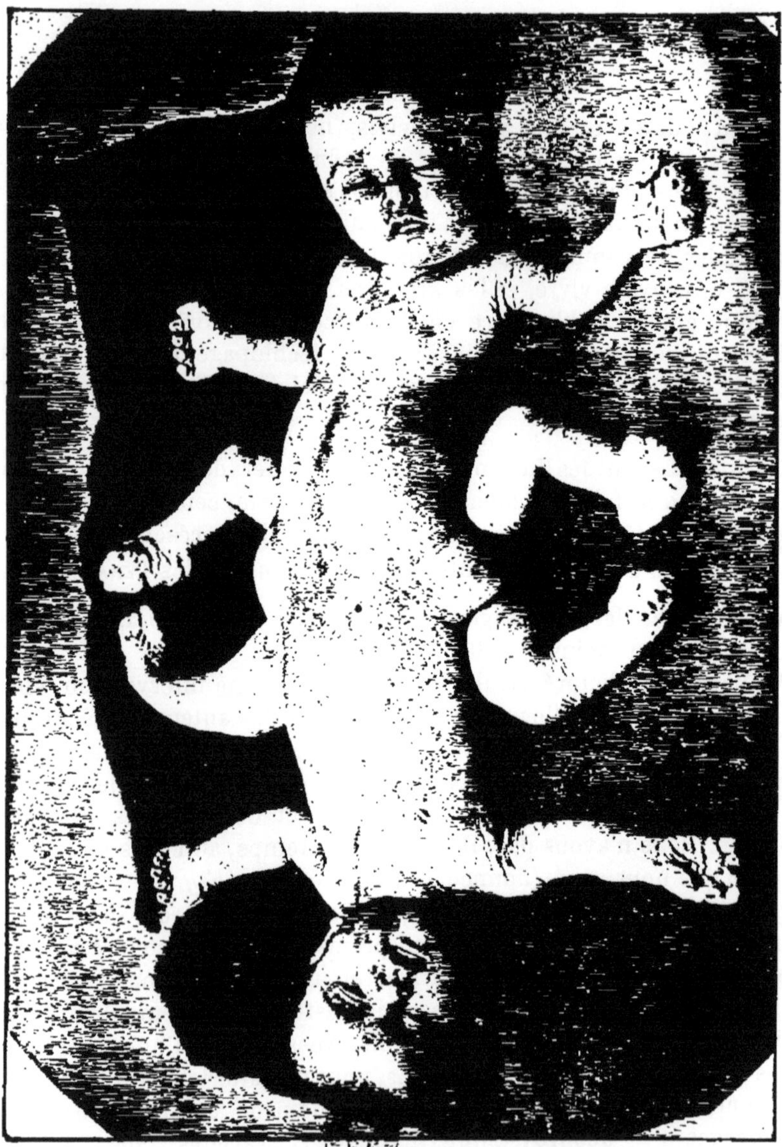

Fig. 1. — Type de Monstre ISCHIOPAGE, ayant vécu plus de 3 mois. — Vue de Face. [D'après une photographie de M. le Pr Boinet].

Type de Tératopages Monomphaliens inopérables.

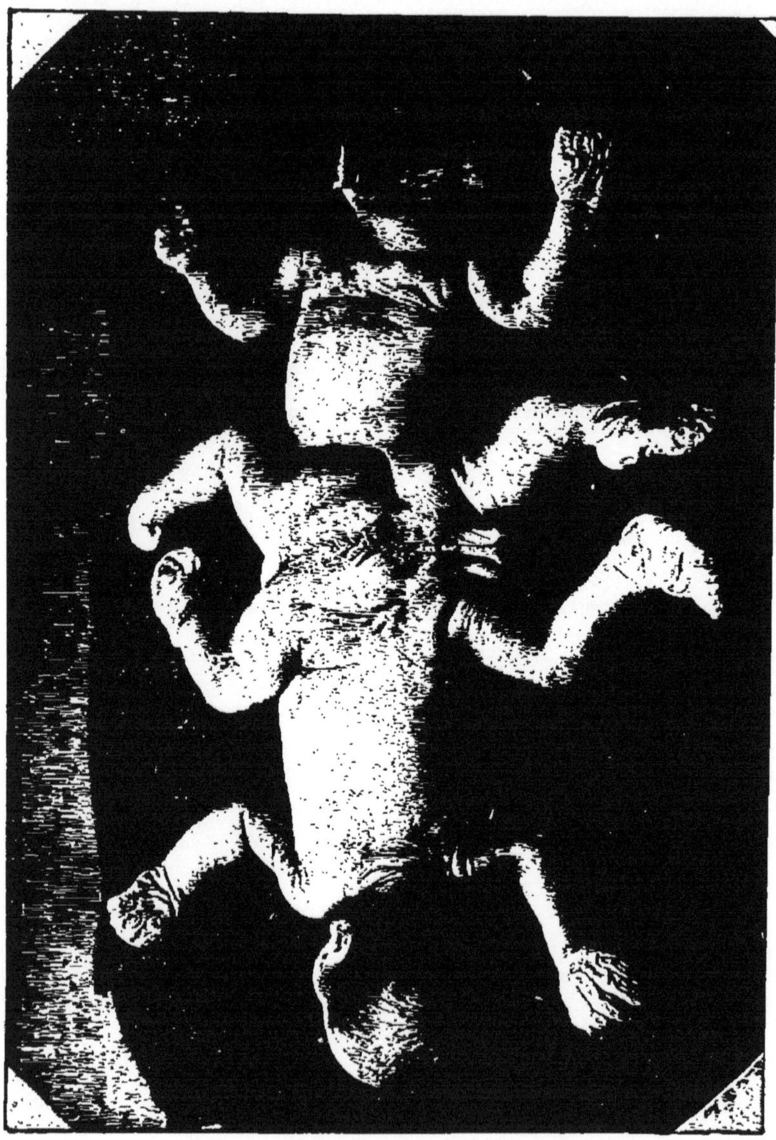

Fig. 2. — Type de Monstre ISCHIOPAGE, ayant vécu plus de 3 mois. — Vue de Dos. [D'après une photographie de M. le Pr Boinet].

Types de Tératopages Eusomphaliens opérables.

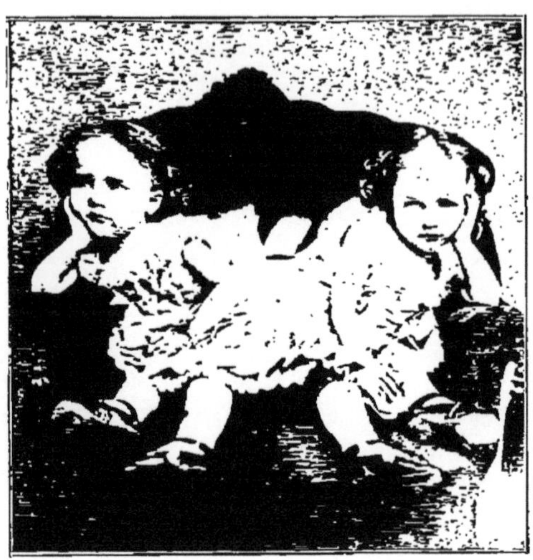

Fig. 3. — Un PYGOPAGE vivant, très jeune : ROSA-JOSEPHA.

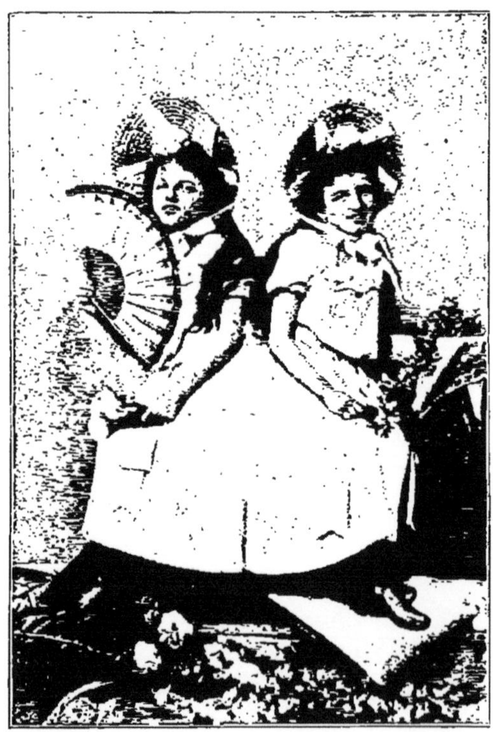

Fig. 4. — Un Type de PYGOPAGE adolescent, vivant : Photographie de ROSA-JOSEPHA, exécutée à peu près à l'époque où les fillettes sont passées à Paris (1891), c'est-à-dire vers l'âge de treize ans.

Judith, Rosa-Josepha (*Fig.* 3 et 4) ; et bornons-nous à ajouter que ce sont surtout les Osphuopages, où la soudure est plus intime, qui semblent rester au-dessus des ressources de l'art. Cela n'a rien d'étonnant, puisqu'ils sont plutôt des *Dymes* (des Monstres en Y) que des *Pages*, comme l'a fait remarquer très judicieusement M. Dareste. »

Louis Blanc (1), se rapportant à l'opérabilité de ces monstres, a dit de son côté : « Quant à la séparation des deux sujets, elle est sinon impraticable, tout au moins des plus incertaines : la soudure

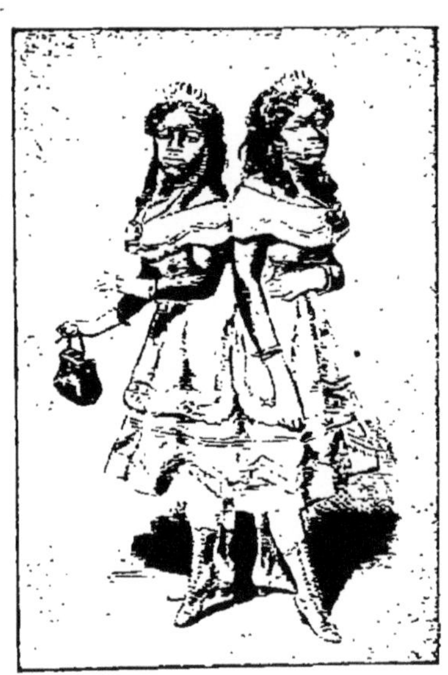

Fig. 5. — Type d'un OSPHUOPAGE adulte, décédé : MILLIE-CHRISTINE.

portant sur le bas des canaux rachidiens, toute tentative de séparation mettrait à nu l'extrémité de la moelle épinière et les nerfs importants qui s'en échappent, et il en résulterait à peu près sûrement des complications très graves.

« Cette opération n'a d'ailleurs été tentée qu'une seule fois. En 1700, Treyling essaya de séparer par le fer rouge deux jumeaux unis par le coccyx ; mais cette tentative se termina par la mort des deux sujets. »

Treyling rapporte réellement qu'un médecin de Vienne a pratiqué la séparation de deux fillettes qui formaient un monstre de ce genre, en 1700, à l'aide d'un caustique, et que les deux enfants succombèrent.

(1) L. Blanc. *Loc. cit.*, pages 235 et 236.

Mais cela ne prouve nullement leur inopérabilité. L'union de ces monstres se fait par la région fessière, et les deux sacrums sont très souvent unis dans une zone plus ou moins vaste. Quelquefois les gros intestins s'unissent à leurs extrémités inférieures et se terminent dans un seul rectum. Les vagins peuvent être indépendants jusqu'à la vulve, qui peut être unique (ce sont très généralement des filles, les sujets composants de ces monstres) ; mais, dans d'autres cas bien plus simples, deux vulves peuvent exister et de même deux anus, l'union pouvant être limitée au coccyx.

Les cas de résection du sacrum, ceux de résection du rectum, spécialement par la méthode de Kraske, avec production artificielle d'un anus sacré, les diverses opérations plastiques praticables dans les cas de rupture profonde du périnée nous prouvent bien que ces cas de Pygopagie, quand le pont est assez superficiel et de petites dimensions, sont peut-être facilement opérables. On pourrait s'assurer des limites de l'opérabilité par rapport à la moelle épinière chez ces monstres, en étudiant l'innervation des membres inférieurs, dont l'indépendance physiologique devrait très probablement correspondre à une indépendance organique, qui serait à peine modifiée par quelques petites anastomoses sans importance. L'anastomose des aortes à leurs extrémités inférieures ne peut aujourd'hui assurément, pour aucun chirurgien, être considérée comme une contre-indication de la séparation de tels sujets.

Si, par rapport à l'intestin, on ne pouvait aboutir à la construction d'un anus sacré, on pourrait peut-être encore faire un anus iliaque qui est, en tout cas, une infirmité bien moins grave et probablement moins gênante que celle d'une monstruosité double.

Dans le cas de Rosa-Josepha, sujet qui est actuellement en exposition au Panopticum, à Berlin, nous n'aurions aucune hésitation à tenter la séparation.

Ces jeunes filles, dont l'histoire est bien connue en France (1), ont maintenant 22 ans. Nous les représentons, dans la *Fig.* 3, à l'âge de quelques années, et, dans la *Fig.* 4, à l'âge d'une dizaine d'années. On pourra ainsi se rendre compte de la croissance de ces monstres, qui se fait régulièrement (2). Actuellement leurs parents exploitent encore leur monstruosité, tandis que, par une opération relativement simple, elles pouraient avoir leur liberté, et ne plus continuer à exciter la curiosité publique, comme des bêtes fauves.

(1) M. Baudouin. — *Sem. méd. Loc. cit.*, 1891.
(2) M. Baudouin. — *Gaz. méd. de Paris*, 1899, p. 424.

Très probablement le cas cité par Treyling était moins compliqué que celui de Rosa-Josepha; mais nous savons que celles-ci peuvent aujourd'hui se déplacer assez facilement, de façon à se mettre l'une à côté de l'autre, et que leurs mouvements sont plus étendus : ce qui rendrait l'opération moins difficile.

*
* *

On trouve, dans ce genre de monstres, des unions plus intimes, comme celle des sœurs Millie-Christine, dont le type doit, d'après Joly, être distingué de celui des Pygopages, et former un genre à part, pour lequel il indique le nom d'*Osphuopage* (*Fig.* 5). Chez ces monstres, l'union est bien plus intime que chez les Pygopages, de telle sorte qu'ils représentent, de même que les Ischiopages, une transition entre les Tératopages et les Tératodymes. Ils sont inopérables.

On peut en rapprocher d'autres monstres, dont un cas a été observé en Indo-Chine, et dont la mention a été faite il y a quelques mois par MM. les P[rs] Crouzat et Maurel (de Toulouse) (1). Ici encore il s'agit de sujets vivants, mais probablement d'un type spécial, d'un *Iliopage*.

(1) *Présentation de photographies d'un monstre double vivant, de race annamite. Archives médicales de Toulouse*, 1900, VI, n° 20, 15 octobre, p. 468-471.

C

Unions thoraco-abdominales.

Nous abordons finalement la famille très importante des Tératopages monomphaliens à union thoraco-abdominale ; et nous devons nous occuper successivement des XIPHOPAGES, des THORACOPAGES, des STERNOPAGES, des ECTOPAGES, des HÉMITHOPAGES, et des HÉMIPAGES.

* * *

Tous ces monstres sont liés les uns aux autres par des caractères de parenté tellement intime que nous en faisons une étude globale ; mais, au point de vue chirurgical, les quatre derniers genres de cette famille doivent être complètement séparés des deux premiers, car chez ceux-là toute tentative de séparation est irréalisable. Voyons les deux premiers, c'est-à-dire les XIPHOPAGES et les THORACOPAGES.

Mais, avant de faire l'analyse de ces monstres au point de vue chirurgical, nous devons tâcher de démontrer l'avantage qu'il y a à établir plus d'un type intermédiaire entre les Xiphopages et les Sternopages; et nous pourrons alors mieux comprendre comment la séparation de Maria-Rosalina a pu faire reculer les limites de l'opérabilité de ces monstres.

Il y a, en effet, des Thoracopages à cœurs séparés et d'autres chez lesquels les cœurs sont réunis. Comme exemple du premier type, nous ne pouvons mieux faire que de citer le cas que nous avons opéré ; comme exemple du second, nous croyons pouvoir considérer tous ceux où les cœurs des deux sujets sont adhérents l'un à l'autre, mais dont les cavités de l'un ne communiquent pas avec celles de l'autre ; c'est ce qui se passait dans un cas, communiqué tout dernièrement par M. le Pr Barette (de Caen) (1) à l'Académie de Médecine, et aussi chez un monstre que nous avons eu l'occasion d'autopsier à la clinique de M. le Dr Porak.

Sur cette question de l'union ou de la séparation des cœurs, Dareste, s'exprimant peut-être d'une façon un peu exagérée, dit : « L'union des cœurs est incompatible avec la vie, tandis que leur séparation permet la viabilité ». Nous croyons pourtant que, si un enfant a pu vivre pendant quelques jours avec une ectopie cardiaque, comme par exemple celle que M. le Pr Lannelongue a eu l'occasion d'opérer et la gloire

(1) *Bulletin de l'Académie de Médecine*, nº 40, 1900.

de guérir, il n'est pas impossible d'admettre qu'un Thoracopage à cœurs réunis, mais dont les cavités de l'un ne communiquent pas avec celles de l'autre, pourvu qu'il résiste aux manœuvres obstétricales, qui jouent certainement un grand rôle dans la mortalité de ces êtres, puisse naître, vivre quelque temps, et même être opéré, car il n'y aurait pas de contre-indication formelle à la dièrèse, d'autant plus que l'opération serait dans ces cas la seule probabilité de salut pour ce monstre.

Pour préciser un peu mieux les limites de leur opérabilité, nous avons cru bien faire, en divisant le genre *Thoracopage* (1) de Dareste en deux sous-genres: *a*) les *Thoraco-xiphopages* à cœurs séparés (quelquefois on trouve dans ces cas un pont de péricarde), viables et opérables; et *b*) les *Thoraco-sternopages* à cœurs réunis (sans communication des cavités de l'un avec celles de l'autre), plus ou moins inviables, plus ou moins inopérables.

M. Marcel Baudouin, comprenant l'avantage de distinguer les Thoracopages à cœurs séparés de ceux à cœurs réunis, donne à ceux-là la dénomination de *Thoracopages simples* (2) ; mais nous croyons que les termes « Thoraco-xiphopage » et « Thoraco-sternopage » ont l'avantage de rappeler les rapports de ces monstres, d'un côté avec les Xiphopages, où les cœurs sont aussi séparés, mais non inversés, et de l'autre avec les Sternopages, où il y a toujours un cœur inversé et où ils sont toujours soudés.

Voici la note que M. le Pr Lannelongue a bien voulu présenter à ce sujet à l'Académie des Sciences, dans la séance du 28 janvier 1901.

De l'inversion du cœur chez un des sujets composants d'un monstre double autositaire vivant de la famille des Pages ; par M. Chapot-Prévost (3).

Les sœurs Maria-Rosalina, nées au Brésil (Espirito-Santo) le 21 avril 1893, étaient réunies l'une à l'autre par la région antérieure de leurs corps, depuis la cinquième côte jusqu'à la cicatrice ombilicale. Elles constituaient donc un monstre double monomphalien autositaire, de la famille des Pages.

Le 30 mai dernier, à Rio de Janeiro, nous avons séparé les deux sujets composants de ce monstre. L'une des fillettes (Maria) est morte d'une pleurésie, le sixième jour après l'opération ; l'autre (Rosalina), ayant survécu, nous l'avons amenée ici, à Paris ; nous l'avons fait radiographier et nous avons pu

(1) On sait que les Thoracopages de Dareste sont caractérisés par *l'inversion du cœur* chez un des sujets, et qu'il ne faut pas les confondre avec les Thoracopages de Förster, qui comprennent les Xiphopages et les Sternopages.

(2) M. Baudouin. *Gaz. méd. de Paris*, 1900, pages 483 et 484.

(3) *Comptes rendus hebd. des Séances de l'Acad. des Sciences.*, Paris, 1901, n°4, 28 janvier, p. 223-225.

constater chez cette enfant une inversion du cœur, que nous avions cru apercevoir à l'occasion de l'opération. La petite fille qui est morte avait le cœur normalement placé, comme on a pu le noter lors de l'autopsie.

L'hétérotaxie cardiaque, chez un des sujets composants de ce monstre, est confirmative des idées de Dareste sur l'importance de ce phénomène en Tératologie. Elle vient à l'appui de la division de l'ancien type *Xiphopage*, d'Isidore Geoffroy-Saint-Hilaire, en deux genres : 1° les Thoracopages ; 2° les Xiphopages vrais.

La Dextrocardie, désormais facile à démontrer chez Rosalina par la radiographie aussi bien que par la radioscopie, est suffisante pour lever tous les doutes qui auraient pu subsister sur la classification de ce monstre, qui doit être considéré, selon Dareste, comme un Thoracopage.

Comme beaucoup de Thoracopages ont cependant les cœurs plus ou moins unis et plus ou moins normalement constitués, il y a intérêt à les diviser au point de vue anatomique, mais surtout au point de vue chirurgical en deux sous-genres: 1° les *Thoracopages* à cœurs libres ou *Thoraco-xiphopages*, parfaitement opérables comme le montre notre cas ; 2° ceux à cœurs plus ou moins fusionnés, et presque tous inopérables, que l'on peut encore appeler *Thoraco-sternopages*.

La survie de l'une des fillettes (l'inversée) vient confirmer l'idée émise devant cette Compagnie par M. Marcel Baudouin, en 1892, sur l'opérabilité de ces monstres.

L'intervention chirurgicale dans un cas semblable, doit être aussi précoce que possible, pour éviter que la mort de l'un des sujets, ici bien plus intimement unis que chez les simples Xiphopages, la rende impossible, ou tout au moins inutile pour le survivant.

L'absence d'inversion du cœur chez les Xiphopages vrais de Dareste nous démontre que l'hétérotaxie cardiaque n'est pas la cause déterminante de la production de ce genre de monstruosités, mais plutôt la résultante de celles-ci dans certains cas.

Quant à l'union des cœurs, le cas de Maria-Rosalina prouve qu'elle n'est pas une conséquence fatale de l'inversion de ce viscère chez l'un des sujets composants, puisque celle-ci peut exister sans que celle-là se produise.

Dans la formation de ces monstres doubles, la position des deux lignes primitives, par rapport l'une à l'autre à la surface de l'œuf, peut produire quatre groupements différents : 1° *Xiphopagie vraie* de Dareste, c'est-à-dire absence d'inversion, quand l'écartement des deux lignes primitives permet l'évolution normale de l'anse cardiaque des deux sujets ; 2° Si cet écartement diminue de façon à gêner à peine cette évolution d'un côté, il y a inversion; mais la soudure des deux cœurs peut ne pas se faire : c'est alors la *Thoracopagie inférieure* ou *Thoraco-xiphopagie* qui se produit; il y a quelquefois dans ces cas une communication des péricardes ; 3° Quand il y a un rapprochement des lignes primitives, capable de gêner non seulement l'évolution normale des anses cardiaques, mais encore d'empêcher la formation régulière de leurs parois, il y a inversion et soudure des deux cœurs; mais les cavités de l'un peuvent ne pas communiquer avec celles de l'autre : c'est la *Thoracopagie supérieure* ou *Thoraco-sternopagie* (1); 4° Finalement, s'il y a un trop grand rapprochement des lignes primitives, il se fait une fusion plus ou moins complète des deux cœurs en un seul, d'où il résulte toujours une communication plus ou moins large des cavités de l'un avec celles de l'autre, le sang pouvant passer directement du cœur d'un sujet à celui de l'autre ; on trouve très souvent dans ces cas un seul cœur pour les deux sujets : c'est la *Sternopagie*.

Signalons encore la possibilité de l'indépendance des deux tubes digestifs dans les cas de Thoraco-xiphopagie, comme il arrivait pour Maria-Rosalina et même chez certains Sternopages, comme nous en avons vu un à la clinique de M. le Dr Porak.

*
* *

L'organisation du pont d'union de tous ces monstres est d'autant plus compliquée que la soudure s'étend plus haut, en partant de la cicatrice ombilicale. Pour suivre l'ordre de complication croissante, nous devons donc commencer par l'étude des Xiphopages vrais de Dareste, en nous occupant premièrement des cas les plus simples, et faire ensuite l'étude des cas plus compliqués, dont un seul a été opéré, mais sans résultat.

Après cela, nous nous étendrons un peu sur l'histoire de Maria-Rosalina (Monstre double Thoraco-xiphopage); et nous discuterons la possibilité de la séparation des sujets composants de quelques Thoracopages supérieurs ou Thoraco-sternopages. Les Sternopages vrais et quelques Thoraco-sternopages, chez lesquels les cœurs sont intimement soudés, sont inséparables, parce qu'ils n'ont en réalité qu'un seul cœur pour les deux sujets.

Xiphopages.

La réunion se fait ici par la partie antérieure et inférieure de la poitrine ; la soudure s'étend de l'appendice xiphoïde à l'ombilic commun aux deux sujets. Cette soudure peut être superficielle ; ou bien les cavités péritonéales peuvent communiquer par des culs-de-sac plus ou moins profonds et plus ou moins nombreux. Très souvent, on trouve dans ces cas un pont de tissu hépatique, réunissant les glandes biliaires des deux sujets.

Cette description résumée nous indique tout de suite l'opérabilité

(1) Tout récemment, M. le Professeur Barette (de Caen) vient de présenter un monstre de ce genre à l'Académie de Médecine.

relativement facile de ces monstres, surtout s'il n'y a pas de communication des cavités péritonéales et si les foies sont indépendants.

On connait trois cas de ce genre, où l'opération a été tentée avec plus ou moins de succès.

Le premier est celui des sœurs Catherine-Elisabeth. Ce cas, qui a été rapporté par König (1), concerne deux jumelles unies de l'appendice xiphoïde à l'ombilic ; elles auraient été séparées au moyen d'une ligature serrée progressivement, et ensuite par l'instrument tranchant. Les deux enfants auraient survécu. Cruveilhier (2), se rapportant à cette observation quand il fait la description d'un monstre sternopage

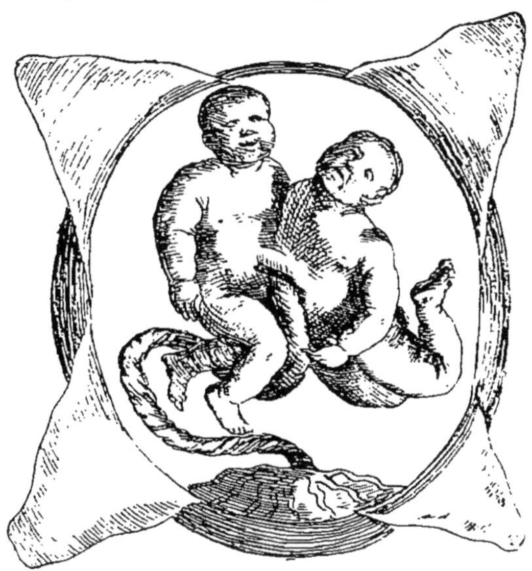

Fig. 6. — Type de XIPHOPAGE viable, d'après Kœnig. — Placenta unique sur la figure.— En réalité, il a dû s'agir là d'un OMPHALOPAGE (M. Baudouin). — Le monstre est représenté encore inclus dans une seule cavité amniotique.

qu'il a eu l'occasion de disséquer, et dont il fournit des gravures très démonstratives (3), déclare qu'il ne croit pas à l'authenticité du cas.

Förster (4), par la description qu'il en donne, fait bien comprendre que les cavités thoraciques et abdominales des sujets composants de ce

(1) Konig. *Miscellanea sive Ephem. natur. curios. Gemelli sibi invicem adnati feliciter separati.* — Die II, Ann. VIII, 1689, Obs. 145.

(2) Cruveilhier. *Atlas d'Anatomie.* Deuxième partie : Organes génito-urinaires.

(3) Par l'étude de ces figures, on peut se faire une idee très nette de l'organisation de ces monstres et comprendre facilement l'impossibilité de la séparation des individus qui les composent. Ils ne sont pas seulement inopérables ; ils sont inviables.

(4) Förster. *Die Missbildungen des Menschen.* Iena, 1861, p. 37.

monstre ne communiquaient pas; qu'il n'y avait pas de pont de foie, et que l'union ne se faisait que par les appendices xiphoïdes, par des masses fibreuses et musculaires, sans gros vaisseaux, ni troncs nerveux; mais la peau recouvrait le pont de tous côtés.

Par les gravures qui se trouvent dans l'ouvrage de König, qui ont été reproduites par Marcel Baudouin dans son intéressant article de la *Revue Scientifique* (1), et que nous pouvons reproduire ici (*Fig.* 6 à 9), on peut parfaitement s'assurer que le diamètre du pont d'union était moins considérable que celui du cordon ombilical unique, qui est en connexion avec lui. Il semble en effet que les deux enfants étaient soudées l'une à l'autre par un cordon assez long et plus mince que le cordon ombilical. Nous savons bien que Dareste n'admet pas l'Omphalopagie chez l'homme; mais le mode d'union des deux sujets composants de ce monstre était tellement simple et tellement superficiel, *les cavités péritonéales ne communiquant en aucun point* (2), que, si l'on veut admettre l'authenticité de l'observation de König, on est obligé de considérer le monstre qu'il décrit non comme un Xiphopage, mais plutôt comme un OMPHALOPAGE (3).

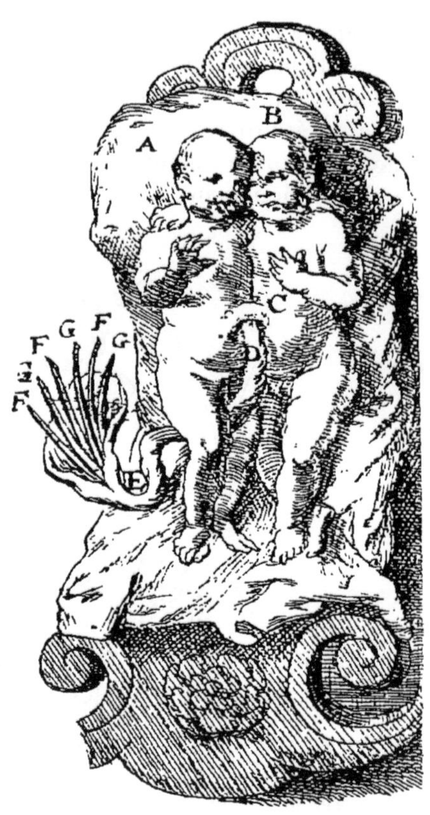

Fig. 7 — L'OMPHALOPAGE de Kœnig : Catherine-Elisabeth. — A. Elisabeth : B, Catherine : C, pont d'union correspondant à l'*ombilic seul* : D, cordon ombilical unique; E, insertion du cordon sur le placenta; F, G, éléments constitutifs du cordon.

La seconde observation se rapporte à une opération pratiquée par le Dr Böhm (de Gunzenhausen) en 1866 (4). Il s'agissait de ses propres filles. Par la description qu'il en donne, on voit que les cavités thoraciques et abdominales ne communi-

(1) M. Baudouin. *Revue scientifique*, 1893, T. 51, p. 77.

(2) M. Baudouin. *Ibidem.*

(3) Voyez l'article de Marcel Baudouin dans la *Gaz. méd. de Paris*, n° 41, 13 octobre 1900, p. 483 et 484.

(4) Böhm. *Ein Fall verwachsener Zwillingsfrüchte (Xiphopagi) glucklich operativ getrennt* (*Virchow's Archiv.*, 1866, vol. 36).

quaient pas, et que l'union ne se faisait que par la peau de l'abdomen, l'extrémité des appendices xiphoïdes, un peu de tissu fibreux, et quelques vaisseaux. Il écrit en effet :

« Les sternums sont complètement séparés. La soudure commence

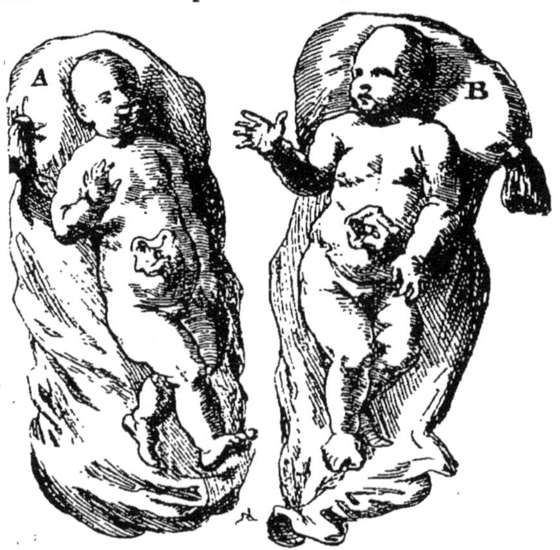

Fig. 8. — L'OMPHALOPAGE de Kœnig : Catherine-Elisabeth, opérées avec succès au XVIIe Siècle. — *Légende* : A, Elisabeth ; B, Catherine.

au niveau des appendices xiphoïdes et s'étend jusqu'à l'ombilic; le pédicule, souple au toucher, fait l'impression d'une épaisse couche de tissu fibreux; la peau qui le recouvre est entièrement normale. On sent cependant dans son épaisseur, outre le pont de cartilage qui réunit les appendices xiphoïdes, quelques brides fibreuses et divers cordons vasculaires, comme l'opération le prouva. Par cette description résumée, on voit la simplicité de ce cas. Pendant l'opération, qui fut faite peu de jours après la naissance, Böhm trouva, en effet, que l'union était constituée par la peau, un pont de cartilage, du tissu fibreux, et qu'il y avait une veine et deux artères ombilicales de chaque côté. L'hémorragie fut légère et la plaie avait chez chacune

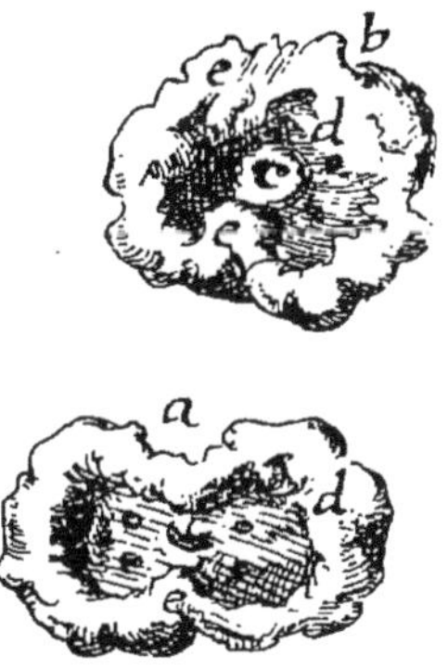

Fig. 9. — L'OMPHALOPAGE de Kœnig. — Aspect des ombilics des deux sujets, après leur séparation : *a*, Elisabeth ; *b*, Catherine ; *e*, *d*, section de la peau ; *c*, vaisseaux.

des enfants une longueur de 5 centimètres 1/2. L'une des enfants, plus faible que l'autre, mourut trois jours et demi après l'opération, probablement à la suite d'une infection de la plaie, qui se trouvait dans le voisinage de la cicatrice ombilicale. L'autre vivait encore cinq ans plus tard.

Par l'extrême simplicité de ces deux cas, nous n'avons pas besoin de nous attarder à démontrer leur facile opérabilité, et d'affirmer qu'à l'heure actuelle le résultat d'une telle opération serait sûr et complet.

Le troisième cas concerne deux jumelles appelées les sœurs Marie-Adèle, dont le pont d'union était déjà plus compliqué que celui des deux monstres précédents. Ces deux fillettes étaient soudées depuis l'appendice xiphoïde jusqu'à l'ombilic ; mais ici, contrairement à ce qui se passait dans les deux cas que nous venons de citer, il y avait des culs-de-sac péritonéaux renfermant des intestins, et faisant hernie au travers du pédicule de l'un des sujets dans celui du côté opposé, et soudure des deux foies par une bande de tissu hépatique (*Fig.* 10).

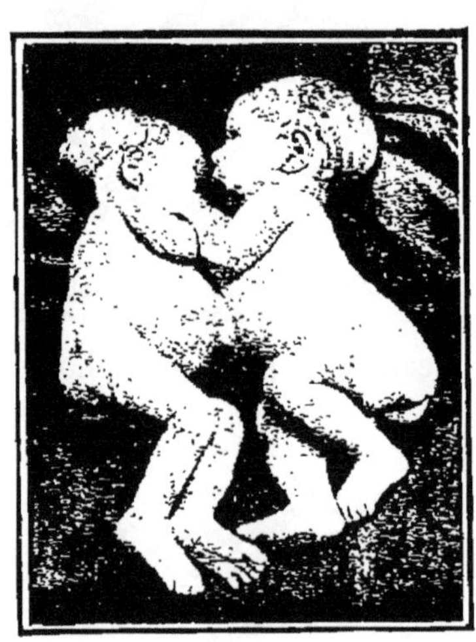

Fig. 10.—Le XIPHOPAGE Marie-Adèle (Suisse), opérée en 1883.

Cette observation, malgré l'insuccès de l'opération qui a été pratiquée, est des plus instructives, non seulement au point de vue tératologique, car elle a permis à Dareste, par les données qui lui ont été fournies par Biaudet et Bugnion (1), de distinguer les Xiphopages vrais des Thoracopages, mais encore au point de vue chirurgical, parce que l'autopsie, ayant démontré que la cause principale de la mort des deux fillettes avait été une hémorrhagie d'origine hépatique, on était ainsi renseigné sur la nécessité de trouver un procédé sûr d'hémostase du foie, avant d'entreprendre une telle opération.

C'est, naturellement, pour cette raison que Pantaloni (2), dans le chapitre de son livre « Hépatotomie typique », se rapportant à ce cas, s'exprime en ces termes :

(1) Biaudet et Bugnion. *Revue médicale de la Suisse Romande*, 1882, n° 3.
(2) J. Pantaloni. *Chirurgie du foie et des voies biliaires*. Paris, 1899, p. 101.

« Ces auteurs ont eu un insuccès, parce qu'à cette époque on ne savait comment traiter la section hépatique pour éviter l'hémorrhagie; mais, aujourd'hui, avec les progrès considérables réalisés en chirurgie hépatique, *il est presque probable* qu'on obtiendrait un succès, quoiqu'on ait à opérer sur des enfants très jeunes. » Nous verrons tout à l'heure que, si on se décide à employer le procédé d'hémostase que nous avons eu l'occasion d'utiliser, l'hémorrhagie hépatique est un accident qui n'est plus à redouter dans ces interventions.

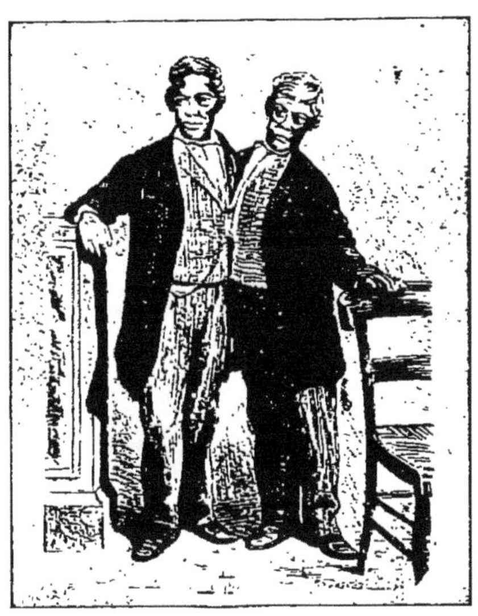

Fig. 11. — Les deux FRÈRES SIAMOIS, à l'âge adulte. Type de XIPHOPAGE vrai, décédé.

Nous ne pouvons cependant pas affirmer que si Biaudet et Bugnion avaient eu à leur disposition un tel procédé d'hémostase, le résultat de leur opération aurait été plus satisfaisant, non seulement parce que l'une des petites (Adèle) était très affaiblie, mais encore parce que l'autopsie de l'une des fillettes révéla une certaine quantité de pus dans la cavité abdominale. Cette infection, qui n'aurait pas pu être évitée par un procédé sûr d'hémostase, pouvait à elle seule causer la mort de l'une ou des deux fillettes. Cependant, si un monstre tout à fait pareil aux sœurs Marie-Adèle venait par hasard à naître aujourd'hui, nous avons la conviction qu'en employant, pour séparer les sujets composants d'un tel monstre, le procédé que nous avons conseillé, on obtiendrait une bonne hémostase du foie, et le résultat serait complet.

Si nous passons maintenant en revue ces trois Xiphopages opérés

Types de Tératopages Monomphaliens opérables.

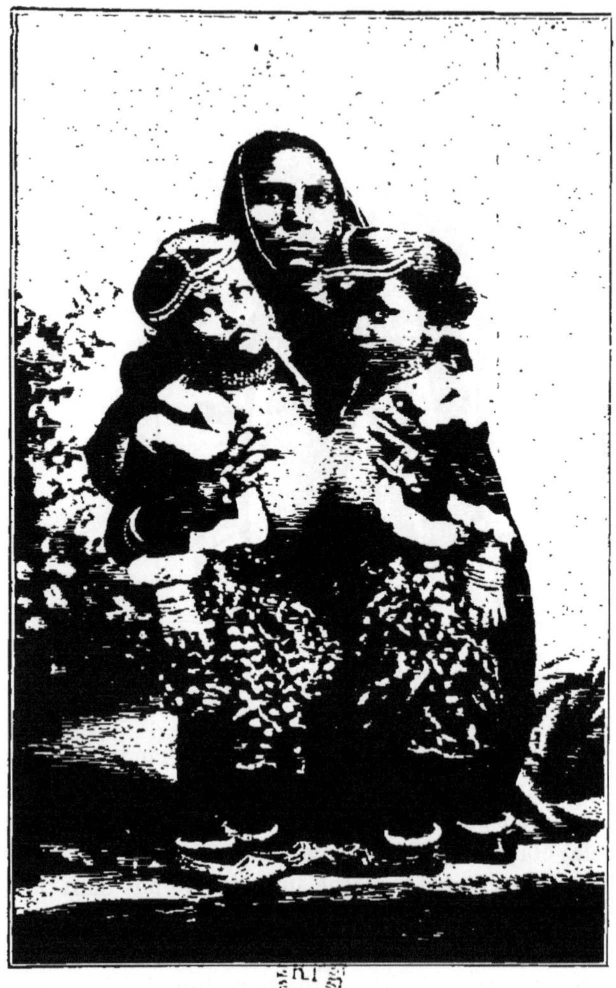

Fig. 12.— RADICA-DOODICA, très jeunes, âgées de trois ans (1892).— On voit la forme du pont d'union, assez étendu, chez ce XIPHOPAGE.

Type de Tératopages Monomphaliens opérables.

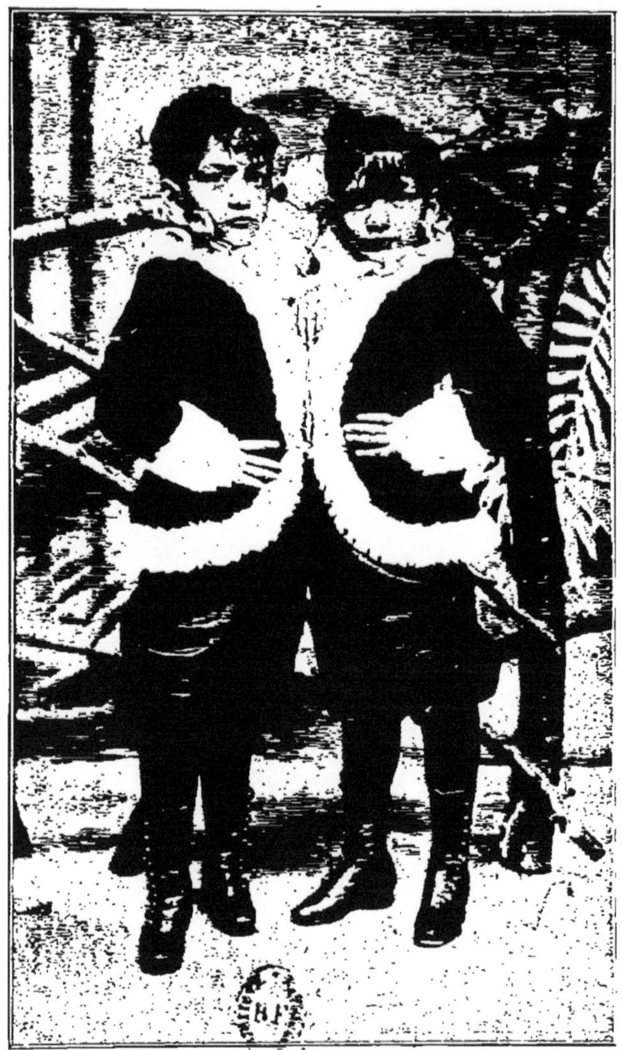

Fig. 13. — RADICA-DOODICA, âgées de huit ans (Phot. de 1897).
XIPHOPAGE vivant encore en 1901, en France.

et quelques autres, dont le pont d'union a pu être plus ou moins étudié, nous verrons qu'ils forment deux groupes principaux, selon que la soudure est superficielle ou profonde.

Les premiers, dont le type est représenté par Catherine-Elisabeth, par les filles du Dr Böhm, et par le Xiphopage du sexe mâle décrit en 1871 par le Dr Böttcher (1), sont très facilement séparables, parce que chez eux les cavités péritonéales ne communiquent même pas.

Chez les autres, l'union est un peu plus compliquée, parce qu'on y trouve toujours une communication plus ou moins vaste des cavités abdominales.

Les principaux monstres de ce type sont :

1° Les sœurs Marie-Adèle. Par la *Figure* 10, on peut assez facilement saisir le mode d'union des sujets composants de ce monstre.

2° Les Frères Siamois, dont l'autopsie, faite par des médecins du Collège de Philadelphie (2), a permis de constater une bande de tissu réunissant les deux foies et trois culs-de-sac péritonéaux (on ne dit rien sur l'inversion du cœur de l'un des sujets) (3). La *Fig.* 11 montre les Frères Siamois à l'âge adulte.

3° Les sœurs Radica-Doodica, dont l'étude a été faite par M. Marcel Baudouin (*Fig.* 12 et 13 (4). Nous les représentons dans les figures ci-jointes à trois ans et à huit ans, pour donner une idée de la façon dont se fait la croissance chez ces monstres.

Chez ces petites, que nous avons vainement cherché à examiner à Paris, nous sommes convaincu que le mode d'union doit être un peu plus complexe que chez les sœurs Marie-Adèle, et que le pont de substance hépatique, qui doit se trouver sous l'arcade cartilagineuse qui les réunit, doit avoir des dimensions plus considérables, toute proportion

(1) Böttcher. *Zur Anatomie der Xiphopagen Doppelbildungen. Dorpater med. Zeitschr.*, Bd. II, p. 105.

(2) Pencoast. *Transactions of the College of Physicians of Philadelphia*, 1875.

(3) Sous ce rapport on sait que Virchow, qui a examiné les Frères Siamois, n'a pas trouvé d'hétérotaxie chez eux. Mais d'un autre côté Eichwald soutient le contraire; il aurait trouvé, chez Chang une inversion du cœur, du foie et de la rate. A ce propos il discute, et affirme la possibilité de l'hétérotaxie partielle. Nous l'avons observée chez un monstre Thoraco-sternopage, que nous avons eu l'occasion d'autopsier à la clinique de M. le Dr Porak. Chez ce monstre, les deux cœurs sont unis et l'un d'eux est *inversé*; le gros lobe du foie du sujet qui a le cœur inversé. est placé normalement à droite et chez celui qui a le cœur normalement placé le gros lobe du foie est au contraire à gauche. La rate est à gauche chez les deux sujets et de même la grande courbure de l'estomac. L'hétérotaxie partielle a été d'ailleurs assez fréquemment observée.

(4) *Sem. méd.*, Paris, 1892, 26 nov., n° 59, p. 474-476. — *Revue scientifique*, 1893, *loc. cit.*

gardée, que celui qui unissait les sœurs Marie-Adèle. Quant à la position des cœurs, nous croyons que seule la radiographie pourrait la faire préciser un peu plus que les autres moyens d'investigation clinique. Par ces moyens ordinaires, elle est en effet très difficile à constater.

Nous avons fait tous nos efforts pour voir s'il était possible de les soumettre à cet examen; mais les individus qui exploitent ces monstres ne sont pas faciles à contenter.

CHAPITRE III

Un nouveau Xiphopage vivant : Les Frères Chinois.

On expose actuellement à Vienne (Autriche) un monstre xiphopage, qui a à peu près les mêmes caractères (*Fig.* 14 à 23), et dont l'observation est encore inédite.

Nous n'avons pas encore eu l'occasion de le voir (1) ; mais nous pouvons donner ici, avec deux figures, qui ne sont que la reproduction des photogravures qu'on nous a communiquées, la traduction des notices distribuées actuellement à Vienne par leur Barnum.

« Les Jumeaux Chinois sont deux jeunes *garçons*, très intelligents, âgés d'à peu près 12 ans, qui sont unis ensemble par un pont de chair, dans la région de l'appendice xiphoïde. Ils sont tout à fait comparables aux fameux Frères Siamois.

Liu-Suan-San et Liu-Tan-San, que la nature s'est complu à faire vivre en *étroites relations,* sont nés à Nankong, en Chine, dans le gouvernement de Nan-An, province de Kiang-Sé. Leur père était commerçant. A l'âge de trois ans, ils perdirent leur mère ; et ce n'est qu'à la suite de cette mort que leur père s'est décidé à les laisser exposer publiquement.

Il y a un peu moins de deux ans, un agent de Barnum et Bailey entendit parler de ces deux enfants merveilleux. Il réussit alors à conclure un engagement avec le père, engagement par lequel ce dernier s'engageait à faire une *tournée* avec ses enfants dans toute l'Angleterre. Le 16 juin 1899, ils s'embarquèrent sur le steamer *Königsberg* (de la Société Hambourg-américaine), à Shangaï.

Ils arrivèrent au Havre, d'où on les expédia de suite pour Newcastle, en Angleterre, où précisément se trouvait M. Bailey avec sa troupe (troupe Barnum).

Au mois de mars dernier, ils ont acccompagné cette troupe à Hambourg ; et, depuis, on les a montrés dans toute l'Allemagne. En Autriche, on les expose actuellement pour la première fois.

Pendant leurs courts séjours à travers les pays mentionnés ci-dessus, ces enfants n'ont appris que très peu de mots des langues anglaise et allemande. Ils ne s'entretiennent entre eux que dans leur langue maternelle. Leur père, Liu-Yuen Shang, un homme de 34 ans, les accompagne constamment dans leurs voyages, ainsi qu'un interprète.

Quelque temps avant leur grand voyage en Europe, les deux enfants ont été examinés par M. le Dr Mac Leod, un des médecins les plus distingués de Shangaï. Voici ce qu'il en a dit :

« J'ai examiné les *Jumeaux Chinois* et constaté leur parfait état de santé. Ils sont reliés ensemble par une masse charnue de 7 cent. 1/2 de long et large

(1) Ces lignes ont été écrites avant notre voyage à Vienne.

de 3 cent. L'union commence à l'extrémité inférieure du sternum, de telle façon qu'on peut sentir cet os très distinctement à la partie supérieure du pédicule. Les deux cartilages xiphoïdes sont réunis ensemble, sans une interruption visible. Les Rayons X ont permis de reconnaître que le pont d'union ne contient pas de parties osseuses. Le péritoine des deux enfants se continue dans le pont d'union. »

La seconde notice, plus courte, que l'on nous a communiquée, est ainsi conçue :

« Liu-Suan-San et Liu-Tan-San, les Frères Jumeaux Chinois, se trouvent forcés, grâce à un jeu particulier de la nature, de vivre à l'état de coalescence, comme c'était le cas des Frères Siamois. Les attaches qui les réunissent se trouvent immédiatement à droite de la région cardiaque. Ces attaches sont constituées par une substance de nature cartilagineuse ; et les tissus d'union, formés par la peau et les muscles, permettent aux deux frères de se tourner à volonté de chaque côté. Les Jumeaux ont été examinés déjà par M. le Dr Mc Leod, avant leur départ de Shangaï ; et ce chirurgien a écrit ce qui suit à leur propos :

« J'ai examiné les Frères Chinois et les ai trouvés en parfaite santé. Ils sont rattachés l'un à l'autre par une bande de tissu ayant 3 pouces 1/4 de longueur et 1 pouce 1/4 d'épaisseur. Le pont d'union pour chacun des jumeaux commence au niveau du *bord inférieur du sternum*, que l'on peut facilement sentir à la partie supérieure du pont. Les deux cartilages xiphoïdes sont complètement réunis et les Rayons Roentgen démontrent l'absence de parties osseuses dans le pédicule. La paroi abdominale se continue dans le pont. »

Ces Frères Chinois sont nés à Nan-An, dans la province de Kiang-Se, en Chine, et ont une vie commune depuis 13 ans déjà. Leur mère est morte, lorsqu'ils avaient à peine trois ans, dans sa vingt-cinquième année. La naissance des Frères Chinois a été considérée, dans leur pays d'origine, comme une manifestation expresse de la volonté du dieu Khango. Comme chacun peut le constater, ces deux enfants sont intelligents, bien vivants, heureux et enjoués, et s'intéressent à tout ce qui se passe dans leur entourage ».

On remarquera, pour ce nouveau fait, aussi intéressant que les précédents, le pays d'origine, le sexe, et la nature de la monstruosité. Il n'est pas probable qu'il y ait inversion des cœurs; mais elle n'a pas été recherchée. Il s'agit vraisemblablement d'un cas très typique de Xiphopagie, tout à fait comparable à celui des Frères Siamois.

*
* *

Après avoir imprimé ces lignes, nous nous sommes décidé à faire un voyage à Vienne, pour nous livrer à l'examen complet de ce monstre, dont voici maintenant l'histoire détaillée.

OBSERVATION (*Personnelle*).

UN NOUVEAU XIPHOPAGE VIVANT DU SEXE MASCULIN : LES FRÈRES CHINOIS LIOU-TANG-SEN=LIOU-SENG-SEN (1).

Ayant eu connaissance de l'existence d'un monstre de ce genre, qui était exhibé au grand Cirque de la Rotonde à Vienne (Autriche), par l'importante Compagnie américaine de Barnum et Bailey, nous avons immédiatement fait ce voyage pour étudier ce nouveau cas, le onzième dans la Science, pour ce qui concerne les Xiphopages vivants.

Nous ne rappellerons ici les difficultés qui s'opposent généralement à toute espèce d'investigation des monstres de ce genre, exposés dans les foires, que pour remercier MM. les Drs Harris et Herdliska, Ministre et Secrétaire de la Légation des États-Unis à Vienne, ainsi que MM. les Drs Bruno Chaves et Oscar de Teffé, Ministre et Secrétaire de la Légation du Brésil dans la même ville, grâce à l'intervention desquels nous avons pu obtenir de MM. Barnum et Bailey la permission de faire les examens nécessaires à l'étude de ce monstre.

MM. Barnum et Bailey nous ont, du reste, accordé cette autorisation de très bonne grâce, en nous faisant remarquer qu'ils l'avaient pourtant refusée à l'illustre Virchow, à Berlin.

Enfin, nous nous faisons un plaisir et un devoir de témoigner toute notre reconnaissance à nos confrères, les Drs Bruno Chaves et Abreu Fialho, pour l'obligeance avec laquelle ils ont bien voulu nous aider dans nos examens, M. le Pr Schiff et M. le Dr Kinböck pour les radiographies et les photographies qu'ils ont eu la gracieuseté de faire dans leurs Instituts radiographiques à Vienne, et que nous présentons à l'Académie.

C'est le 16 février 1901 que nous avons examiné pour la première fois les deux jumeaux chinois, dont la célébrité commence à se répandre dans le monde ; c'est, comme vous le savez, le deuxième Xiphopage vivant connu du sexe masculin.

Les frères *Liou-Seng-Sen* et *Liou-Tang-Sen* (2) sont nés à terme

(1) Communication faite à l'Académie de Médecine par le P[r] Ed. Chapot-Prévost (de Rio de Janeiro) le 12 mars 1901.

(2) Ces noms n'ont aucune signification particulière en rapport avec l'union intime de ces deux enfants ou avec quelque légende spéciale. Ce sont des noms très communs en Chine, à ce que nous dit l'interprète chinois qui les accompagne.

le 2 janvier 1887 dans la ville de Nankong, gouvernement de Nan-An, province de Kiang-Se, en Chine, entre huit et neuf heures du matin.

Leur père nous dit que l'accouchement a été très facile, quoique la femme fût une primipare.

Le premier enfant (Liou-Seng-Sen) est venu par la tête, et son frère (Liou-Tang-Sen) par les pieds. C'est par un processus analogue qu'a eu lieu l'accouchement des sœurs Marie-Adèle, opérées par Biaudet et Bugnion en Suisse.

Le volume de chacun des enfants était un peu moins considérable que celui d'un enfant normal à terme.

Il n'y avait qu'un cordon et qu'un seul placenta pour les deux enfants.

L'endroit où ils sont nés n'est pas du tout montagneux, comme on l'a pourtant observé souvent pour les monstres de ce genre; il est au contraire parfaitement plan et peu élevé. On n'a jamais entendu parler d'un monstre semblable dans cette ville, ni dans les environs.

Dans la famille de leur mère, qui s'appelait *Laisch*, et qui s'est mariée à l'âge de 20 ans, il n'y a jamais eu de jumeaux; de même dans la famille de leur père, qui s'appelle Liou-Youen-Schang (1), et qui avait 18 ans lorsqu'il s'est marié.

Personne autre que le père n'a assisté à l'accouchement et c'est lui personnellement qui nous a fourni tous ces renseignements et ceux qui suivent, par l'intermédiaire de l'interprète qui accompagne la famille.

Les parents de ces enfants n'ont jamais eu de maladie grave, si ce n'est celle qui détermina la mort de la mère trois ans après la naissance de ce monstre.

Encore aujourd'hui le père jouit d'une excellente santé (*Fig.* 14).

Le père et la mère n'auraient jamais fumé de l'opium (?), ni jamais bu aucune espèce d'alcool. La mère ne buvait que de l'eau et du thé.

Le père était commerçant (une sorte d'épicier).

La mère n'avait jamais eu de fausse couche, avant l'accouchement de ce monstre; et depuis elle n'a plus eu d'enfants à terme ni avant terme.

Elle a nourri ses deux enfants au sein pendant deux ans et demi; c'est, comme nous venons de le dire, trois ans après leur naissance

(1) Nous reproduisons ci-dessous ces différents noms écrits en chinois par l'interprète chinois qui accompagne toujours les deux frères et leur père (*Fig.* 19 et 20).

Les Frères Chinois à Vienne.

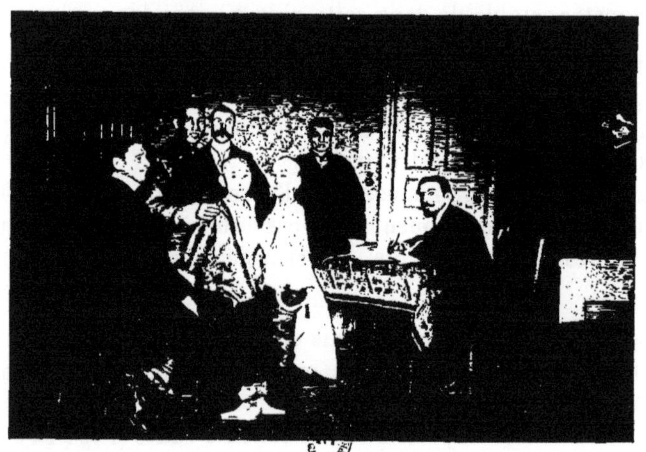

Fig. 14. — Examen des FRÈRES CHINOIS à Vienne (1901).

Sur cette photographie, on voit un Chinois à gauche : c'est le père des deux enfants. — Le Chinois de droite est l'interprète du père. — La personne qui est à droite du père, est l'agent de Barnum et Bailey, qui a découvert ce monstre.

Un cas de Xiphopagie inédit.

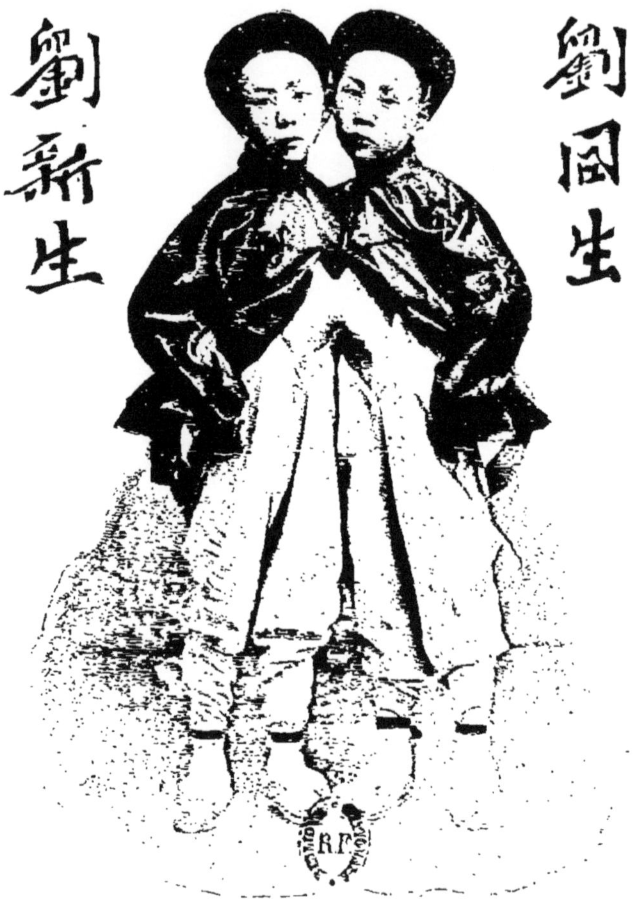

Fig. 15. — Les Frères Chinois : Liou-Seng-Sen et Liou-Teng-Sen. — Aspect du pont d'union. — Xiphopage vivant en 1901, âgé de 14 ans. — Les caractères chinois qui se trouvent de chaque côté et en haut de la figure indiquent les noms des enfants.

Type de Tératopages Monomphaliens opérables.

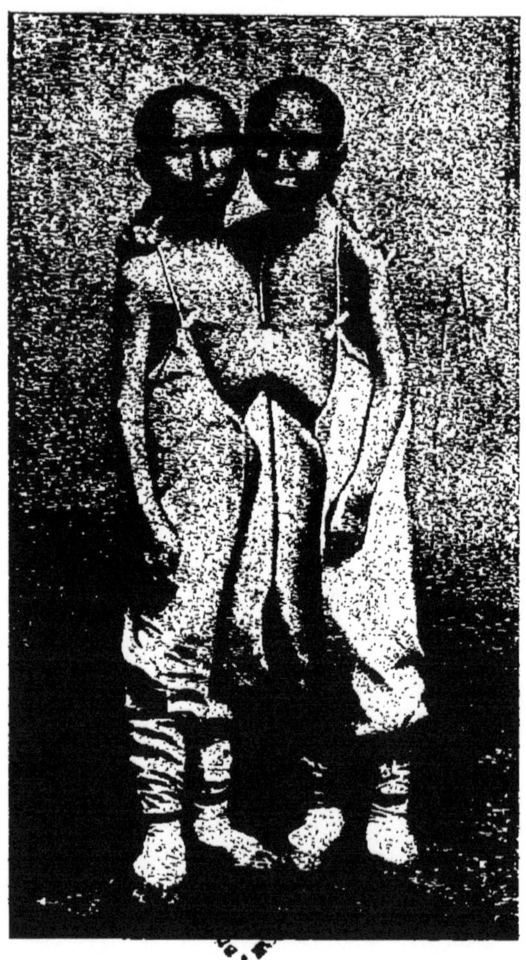

Fig. 16. - Les Frères Chinois : Liou-Seng-Sen et Liou-Tang-Sen. — Visibles actuellement à Vienne (Autriche).

Les Xiphopages vivants.

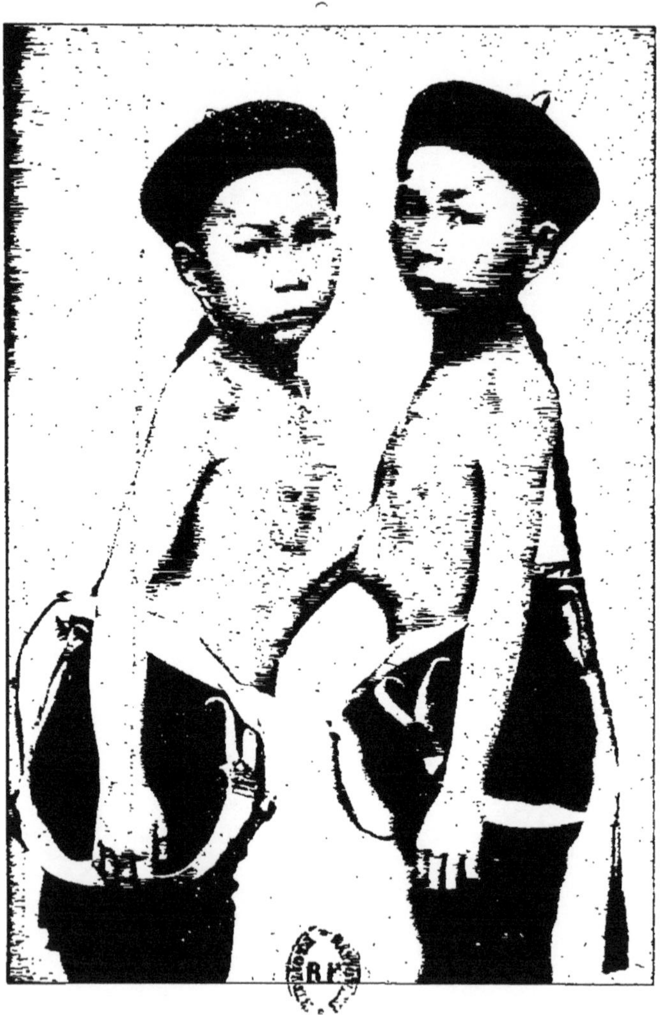

Fig. 17. — Aspect du PÉDICULE D'UNION chez les FRÈRES CHINOIS. — On voit, sur cette Photographie, dans laquelle LIOU-TANG-SEN est à gauche, et LIOU-SENG-SEN à droite, la saillie formée par l'un des appendices xiphoïdes.

Les Xiphopages vivants.

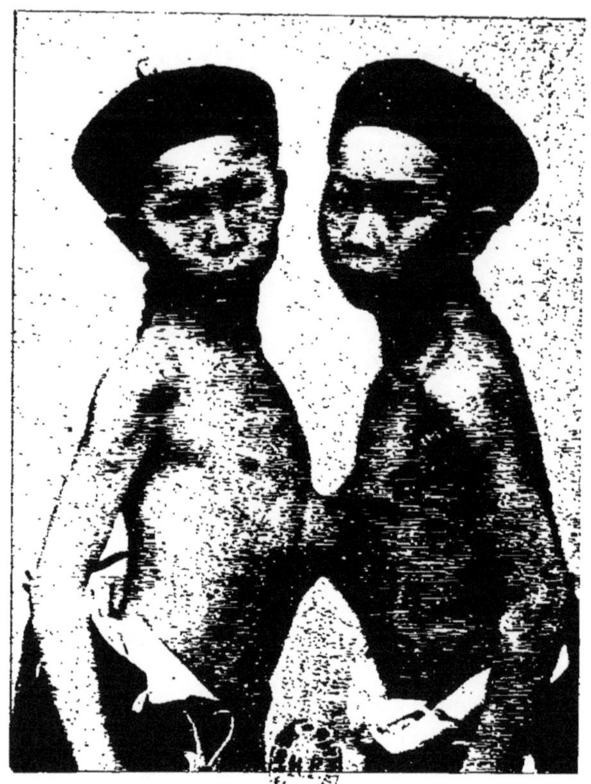

Fig. 18. — Aspect du PÉDICULE D'UNION chez les FRÈRES CHINOIS. — Photographie faite du côté opposé à la précédente. — On voit LIOU-TANG-SEN à droite, et LIOU-SENG-SEN à gauche.

qu'elle est morte à la suite d'une maladie qui a duré dix jours, commença par un refroidissement et finit par une diarrhée rebelle.

Les Frères Chinois ont commencé à parler, quand ils avaient à peu près un an et demi ; mais ils n'ont fait les premiers pas qu'à trois ans. Ils n'ont jamais présenté aucune forme de bégaiement.

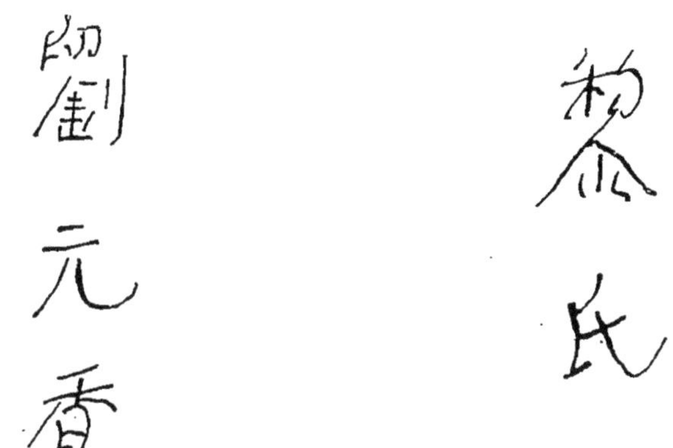

LIOU-YOUEN-SCHANG (*Nom du Père*). LAISCH (*Nom de la Mère*).

Fig. 19. — Noms des Parents des Frères Chinois.

LIOU-SENG-SEN. LIOU-TANG-SEN.

Fig. 20. — Noms des deux Frères Chinois.

(*Noms des enfants*).

Ils ont toujours révélé une grande intelligence ; mais on remarque que Liou-Tang-Sen est plus intelligent que son frère.

Ils ont toujours pu se coucher indifféremment d'un côté ou de l'autre, en combinant, comme il est facile de le comprendre, le côté droit de l'un avec le côté gauche de l'autre et *vice versa.*

Il y a quatre ans, ils ont eu la petite vérole, et l'un d'eux est tombé malade un jour après son frère. On peut voir encore aujourd'hui les traces très visibles de cette maladie chez Liou-Seng-Sen, le premier qui fut atteint.

Ils sont toujours très gais, ne se disputent que très rarement, et s'aiment tendrement. Ils s'amusent tout le temps. Pour marcher, ils se placent l'un à côté de l'autre(1), et, dans cette position (Liou-Seng-Sen à droite de Liou-Tang-Sen) ils marchent tous les deux en avant et peuvent même courir. S'ils font volte-face, c'est-à-dire si Liou-Seng-Sen se place à gauche de Liou-Tang-Sen, au lieu de marcher de face et à peu près comme tout le monde, ils sont obligés de marcher de côté et en se faisant vis-à-vis. Il en résulte que l'un (Liou-Tang-Sen) va de gauche à droite, et l'autre (Liou-Seng-Sen) de droite à gauche.

Ils ont quitté la Chine il y a à peine deux ans et demi ; avant leur embarquement pour l'Europe, ils ont été examinés par un médecin écossais de Shangai, le Dr Mac Léod.

Ce médecin a pu constater les faits suivants, que nous reproduisons textuellement en allemand, tels qu'ils figurent dans les Catalogues du cirque où on montre ces enfants.

« Ich habe die chinesischer Zwillinge untersucht und gefunden, dass sie vollkommen gesund sind; durch ein 7,5 cm langes und 3 cm breites Fleichsband sind sie frontal miteinander verwachsen u. zw. setzt dieses Verbindungsglied bei beiden am unteren Ende des « Sternum » an, dass man am oberen Theile deutlich fühlen kann. Die beiden xyphoiden Knorpel sind ohne merkliche Unterbrechung mit einander verbunden. X Strahlen haben erkennen lassen, dass das Band mit keinen knöcherigen Theilen durch setzt ist; das Bauchfell beider setzt sich in dem Verbindungstücke fort » (2).

Inutile de faire remarquer que cette description est par trop résumée pour que l'on puisse se faire une idée assez nette de ce monstre.

*
* *

En arrivant en Europe, ils ont débarqué au Havre. De là ils ont été transportés directement en Angleterre, où se trouvait alors le Cirque de MM. Barnum et Bailey.

Après quelque temps d'exposition dans différentes villes de ce pays, ils ont été montrés en Allemagne et ensuite en Autriche, où nous les avons trouvés.

(1) Voir la Photographie de la *Figure* 15.
(2) Voir plus haut, p. 37 et 38, la traduction française.

Radiographie d'un Xiphopage.

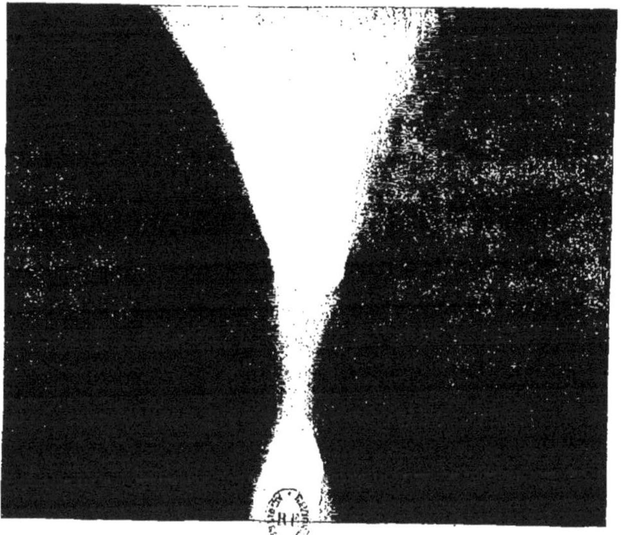

Fig 21. — Radiographie des Frères Chinois, faite du côté où ils sont habituellement le plus rapprochés. — Liou-Tang-Sen est à gauche et Liou-Seng-Sen à droite. — Aspect du Pont d'Union. — Cette radiographie a été faite par le Dr Kienböck, à Vienne (Autriche).

Radiographie d'un des sujets d'un Xiphopage vivant.

Fig. 22. — Radiographie de Liou-Seng-Sen, faite de dos. — On voit que le cœur est du *côté gauche*, comme à l'état normal.

Radiographie d'un des sujets d'un Xiphopage vivant.

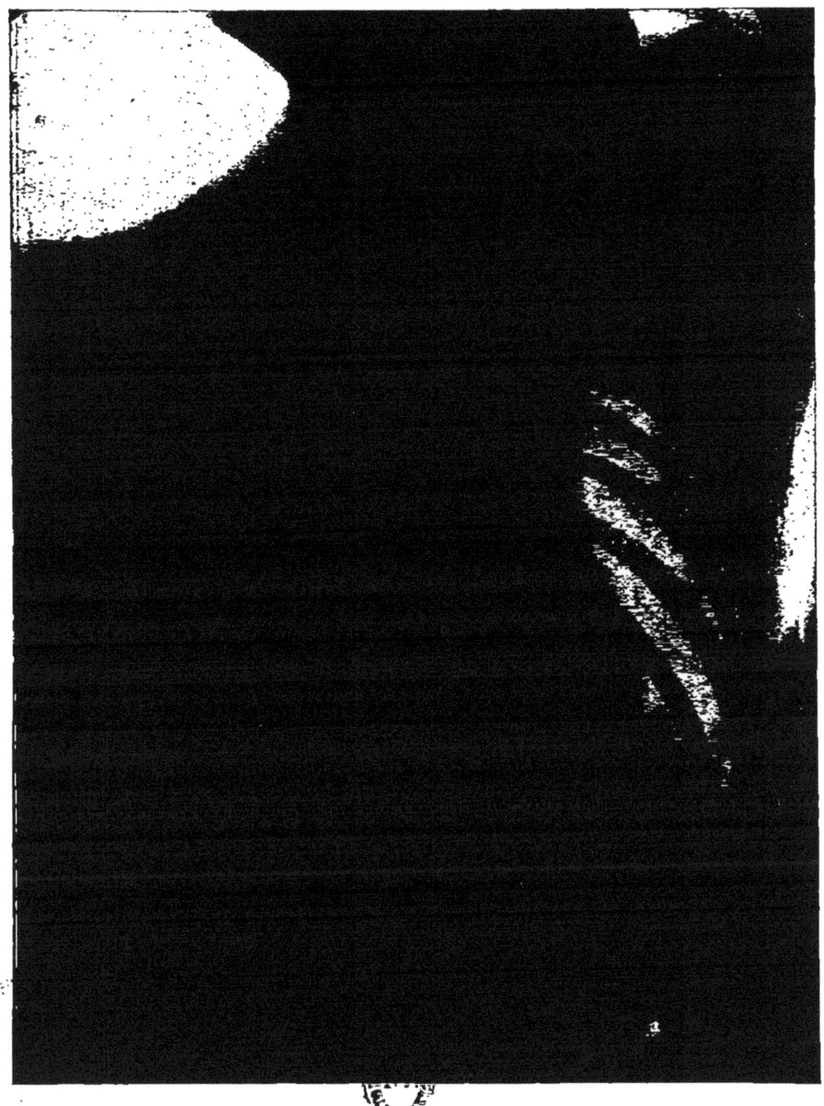

Fig. 23. — RADIOGRAPHIE de LIOU-TANG-SEN, faite de dos. — On voit que le cœur est un peu *dévié à droite*.

Actuellement Liou-Tang-Sen a 1 m. 352 et Liou-Seng-Sen 1 m. 343 de hauteur.

Il y a un an, ils pesaient chacun 60 livres, selon l'information du Barnum; mais dans ces derniers temps on ne les a pas pesés.

Ils marchent, ils courent, ils sautent, ils prennent n'importe quelle position, mais en obéissant toujours aux exigences de l'union qui les maintient rapprochés l'un de l'autre.

Toutes leurs fonctions s'exercent d'une façon indépendante. Il n'y a rien de particulier à remarquer sur la façon dont ils prennent leur nourriture. Chez les deux sujets l'émission de l'urine est très variable, sous le rapport du temps aussi bien que de la quantité éliminée. L'un peut être éveillé pendant que l'autre dort. Très souvent, l'un d'eux a faim, sans que son frère accuse la moindre envie de manger.

Malgré cette indépendance apparente, il règne entre eux en général une parfaite harmonie, à peine troublée par de très légères discordances tout à fait passagères.

On a une fois donné de l'alcool (whisky) à l'un des enfants, or, c'est l'autre (celui qui n'avait rien bu) qui a été le plus ivre.

Nous avons pu faire des mensurations anthropométriques sur les deux sujets composants de ce monstre double; en voici les résultats :

Dimensions de la tête de Liou-Tang-Sen.

Circonférence au niveau du sourcil	50 cent.5
Diamètre bi-frontal	12 — 5
» bi-pariétal	14 — 3
» sagittal	17 — 0
» mento-bregmatique	20 — 4
» sub-occipito-bregmatique	16 — 0
» bi-mastoïdien	12 — 8
Circonférence sub-occipito-bregmatique . . .	49 — 5

Ces dimensions, chez Liou-Seng-Sen, sont un peu différentes.

Dimensions de la tête de Liou-Seng-Sen.

Circonférence au niveau du sourcil	51 cent.3
Diamètre bi-frontal	12 — 1
» bi-pariétal	14 — 4 1/2
» sagittal	16 — 7 1/2
» mento-bregmatique	20 — 3
» sub-occipito-bregmatique	15 — 7
» bi-mastoïdien	12 — 9
Circonférence sub-occipito-bregmatique . . .	49 — 7

Les dimensions que nous avons pu prendre au niveau du thorax et de l'abdomen de Liou-Tang-Sen sont les suivantes :

	Pendant l'Inspiration.	Pendant l'Expiration.
Circonférence au niveau du bord supérieur du pont d'union	63 cent.0	60 cent.0
Circonférence au niveau du bord inférieur du pont d'union	61 — 0	59 — 0
Longueur du sternum (de la fourchette au bord supérieur de l'union)		15 cent.0
Distance du bord supérieur de l'union au mamelon (à droite).		8 — 0
» » (à gauche).		10 — 0
Circonférence au niveau des épines iliaques antérieures et supérieures		63 — 0
Distance du bord inférieur du pont au bord supérieur du pubis		22 — 0

Ces dimensions, chez Liou-Seng-Sen, sont :

	Pendant l'Inspiration.	Pendant l'Expiration.
Circonférence au niveau du bord supérieur du pont d'union	64 cent.0	64 cent.0
Circonférence au niveau du bord inférieur du pont d'union	60 — 5	58 — 0
Longueur du sternum (de la fourchette au bord supérieur de l'union)		16 cent.0
Distance du bord supérieur de l'union au mamelon (à droite).		10 — 0
» » (à gauche).		8 — 5
Circonférence au niveau des épines iliaques antérieures et supérieures		63 — 0
Distance du bord inférieur de l'union au bord supérieur du pubis		22 — 0

Le pont, qui réunit les deux sujets, a une longueur de quatre centimètres au niveau de son bord supérieur, tandis qu'au niveau du bord inférieur il a neuf centimètres de long.

On peut voir par la photogravure et par les photographies publiées (*Fig.* 14, 15, 16, 17, 18), que l'écartement des deux sujets composants de ce monstre double est bien plus considérable que celui qui existait entre Maria et Rosalina, dont nous avons eu l'honneur d'entretenir récemment l'Académie.

Le diamètre vertical du pont d'union est de 77 millimètres. Son diamètre transversal est de 34 millimètres. Sa circonférence dans le sens vertical, au niveau d'un plan qui séparerait les deux sujets, est de 20 centimètres pendant l'expiration, et de 21 pendant l'inspiration.

On trouve au-dessous de l'union une seule cicatrice ombilicale, qui est placée bien au milieu de la face inférieure du pont. Le monstre est donc bien un Monomphalien, comme d'ailleurs tous les Xiphopages.

Si dans la position qu'ils prennent habituellement pour marcher, on mesure, du côté où ils sont plus écartés, la distance qui s'étend du rebord des fausses côtes d'un sujet à celui des fausses côtes de son frère, au niveau de la partie moyenne du pont, on trouve 12 centimètres.

Si on leur fait reprendre la position face à face, on observe que la même distance a été considérablement réduite, et qu'elle ne mesure plus que 5 centimètres.

Cette augmentation et cette réduction de la distance qui sépare les deux sujets quand on les place à côté l'un de l'autre, ou face à face, s'observe aussi bien d'un côté que de l'autre du pont d'union.

Cette extensibilité de la peau au niveau du pont d'union montre que cette membrane sera largement suffisante pour recouvrir la plaie des deux sujets, dans le cas d'une intervention chirurgicale.

Au niveau de la portion moyenne du pont d'union existent deux points symétriques au niveau desquels les deux sujets accusent simultanément une douleur quand on exerce une compression un peu forte.

On nous a appris que lors de leur naissance, ils étaient plus rapprochés l'un de l'autre, et que le pont s'allongea peu à peu.

Quant à la constitution et à la structure de ce pont, il est formé en haut par une lame cartilagineuse recourbée en arcade, ayant à peu près la forme d'une selle qui serait placée à la partie supérieure du pont comme sur le dos d'un cheval, et dont les prolongements latéraux seraient formées par deux appendices xiphoïdes. Ces deux appendices placés ainsi sur les côtés du pont d'union, ont trois centimètres de longueur, et leur direction est parallèle au rebord des fausses côtes du côté droit de chaque sujet.

Si on presse le pont entre le pouce et les autres doigts d'une main, on sent immédiatement au-dessous de cette zone cartilagineuse une substance offrant une certaine résistance à la pression. Elle est très probablement constituée par un pont de *foie*, mais les dimensions de cette lame sont trop minimes pour que la radiographie ait pu démontrer qu'on est bien réellement en présence de tissu hépatique (Voir *Fig.* 21).

Au-dessous de ce pont de foie(?) existe une zone qui représente à peu près la moitié de la hauteur du pont total, zone au niveau de laquelle l'on peut facilement constater des saillies qui se forment d'un côté ou de l'autre, selon que l'on fait tousser l'un ou l'autre des deux sujets.

Cette disposition paraît indiquer que les cavités péritonéales ne communiquent pas largement, mais qu'il doit y avoir des culs-de-sac allant de l'une à l'autre.

La peau recouvre partout le pont d'union.

*
* *

Nous avons porté tout spécialement notre attention sur l'examen du CŒUR. Nous avons pu constater que *chez les deux sujets, il se trouve à gauche*, quoique chez Liou-Tang-Sen on le sente un peu moins bien que chez Liou-Seng-Sen. Cette disposition est facile à constater par l'auscultation, mais les radiographies la montrent d'une façon plus nette encore.

Ces radiographies nous indiquent en effet, que chez l'un des sujets (Liou-Tang-Sen) le cœur est un peu dévié à droite (*Fig.* 22 et 23).

Il y a donc lieu d'admettre des degrés insensibles de transition pour la position du cœur chez un des sujets composants de ce genre de monstres, depuis *l'hétérotaxie typique*, comme elle doit se trouver chez les *Thoracopages* de Dareste, jusqu'à l'absence complète d'inversion, comme il arrive pour les *Xiphopages vrais* du même auteur.

D'un côté, les différentes phases de la vie embryonnaire pendant lesquelles doit avoir lieu la soudure de ces êtres, de l'autre, la position forcée, déterminée chez eux par l'union plus ou moins intime et plus ou moins étendue des deux corps, telles doivent être les causes principales de ces dispositions si variées.

Si l'inversion parfaite, comme celle qui existe chez Rosalina, ne peut plus être considérée comme une contre-indication opératoire, à plus forte raison, chez Liou-Tang-Sen, une légère déviation du cœur à droite ne peut empêcher la séparation des Frères Chinois.

Nous devons encore signaler l'existence d'une hernie inguinale double chez Liou-Seng-Sen et d'une hernie inguinale droite chez Liou-Tang-Sen.

Le premier porte un bandage double, le second un bandage simple.

Les organes génitaux ont chez les deux enfants une apparence normale.

L'examen des yeux, fait par le Pr Abreu Fialho, de Rio de Janeiro, a donné le résultat ci-dessous, chez les deux frères, sauf de très légères différences de l'un à l'autre. Voici la note que nous a remis ce confrère :

« A part la forme des paupières, la direction des fentes palpébrales et l'écartement des yeux, dispositions particulières à la race chinoise, on ne trouve rien d'anormal à l'appareil oculaire externe. La mobilité de chaque globe dans le sens de chaque muscle est parfaite. Absence complète de strabisme. Réflexes pupillaires normaux.

« Le fond des yeux examiné, soit à l'image droite, soit à l'image renversée, est également normal. Chaque papille, dont la coloration est gris-rouge à sa moitié interne, se présente régulièrement arrondie et avec les bords nets. Le système vasculaire central ne s'écarte pas des dispositions considérées comme normales. La rétine est de même normale. Il est à remarquer que l'épithélium pigmentaire est assez développé, ce qui contribue à modifier la coloration rouge ordinaire du fond de l'œil, qui, dans ce cas particulier, offre une teinte gris-sombre, ce qui se trouve d'accord avec la pigmentation de la peau de ces enfants.

« Cet examen n'a dénoncé aucune trace d'anciens foyers inflammatoires nulle part. Il n'a révélé non plus aucun stigmate d'hérédo-syphilis ».

On ne constate aucune asymétrie appréciable chez ces enfants, si ce n'est un certain degré d'atrophie du muscle grand pectoral droit chez Liou-Tang-Sen, trouvée par le Dr Kinböck. Les dents sont un peu irrégulièrement implantées ; mais elles n'ont rien de particulier ; rien non plus du côté du voile du palais et du pharynx.

*
* *

D'après ces caractères anatomiques, nous pouvons conclure que les Frères Chinois, *Liou-Tang-Sen et Liou-Seng-Sen*, soudés par un pont qui a 77 millimètres de hauteur sur 34 millimètres d'épaisseur, allant de l'appendice xiphoïde à la cicatrice ombilicale, forment un *Tératopage* très voisin du genre *Xiphopage vrai* de Dareste. Ce pont est formé, comme chez presque tous les monstres de ce genre, par la peau, une lame cartilagineuse réunissant les extrémités inférieures des deux sternums, probablement une lame de substance hépatique, et des culs-de-sac péritonéaux.

On peut aujourd'hui affirmer que la séparation chirurgicale des sujets composants de ce monstre offre toutes les garanties de succès.

Les photographies des *Fig.* 17 et 18 montrent le grand écartement qu'il y a déjà entre les deux frères.

Tous ces cas sont parfaitement opérables ; et il est vraiment regrettable que la civilisation moderne ne puisse pas empêcher cet odieux esclavage, auquel sont soumises des créatures qui ont tous les droits à la liberté et à la vie indépendante.

***

Si nous ne faisons pas une énumération plus longue des cas de Xiphopagie, c'est qu'elle n'offre aucun intérêt au point de vue chirurgical. Le point essentiel à connaître, quand on veut faire une intervention chez un monstre de cette espèce, c'est la structure du pont qui réunit les sujets qui les composent; et, dans presque tous les cas que nous pourrions citer encore, ce pont n'est pas connu.

Thoracopages.

Voyons maintenant les Thoracopages (*Fig.* 24).

Ces monstres se distinguent des Xiphopages vrais, parce que chez ceux-ci les cœurs ne sont jamais inversés, tandis que chez les Thoracopages il y a toujours inversion du cœur de l'un des sujets.

Chez ces derniers, les cœurs peuvent être libres ou fusionnés;

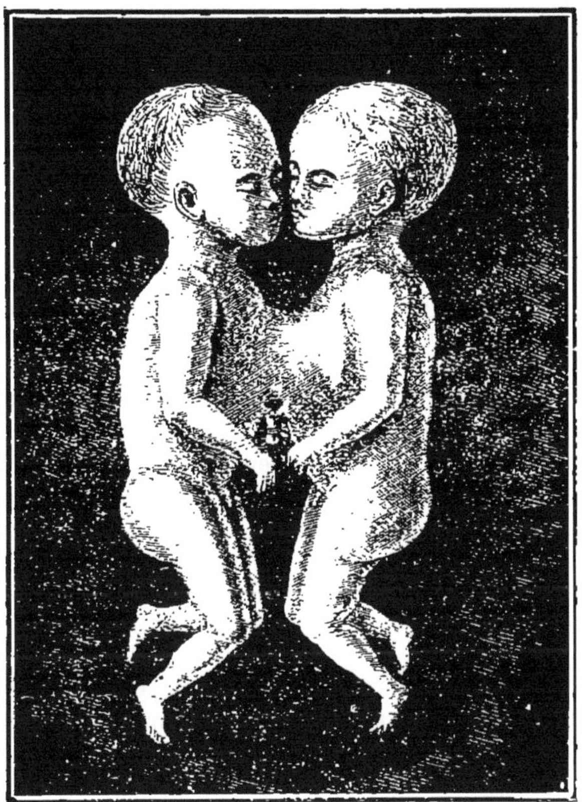

Fig. 24. — Type de THORACOPAGE, décrit à tort comme Xiphopage (Scott).

mais ils sont toujours au nombre de deux. C'est ce qui les distingue des Sternopages.

Cette différence, extrêmement importante, que peuvent présenter les Thoracopages, m'a suggéré l'idée de les diviser en deux groupes : 1° celui des *Thoraco-xiphopages*, constitué par des monstres parfaitement viables et opérables (1), dont les cœurs sont parfaitement indépendants l'un de l'autre (quelquefois ils peuvent être contenus dans le même péricarde) (2) ; 2° celui des *Thoraco-sternopages*, chez lesquels les cœurs, malgré leurs formes plus ou moins régulières, sont soudés par un pont myocardique, sans qu'il y ait cependant communication des cavités d'un cœur avec celles de l'autre.

Chez ces monstres on trouve en général les foies soudés l'un à l'autre par une très large surface ; mais il peut y avoir deux vésicules biliaires, et le tube digestif d'un des sujets n'offre d'ordinaire pas d'anastomose avec celui de l'autre ; les deux foies peuvent même être indépendants et non transposés, comme dans le cas présenté à l'Académie de Médecine par M. le Professeur Barette (3).

Nous savons bien que, selon Dareste, l'union des cœurs est incompatible avec la vie. Mais n'y a-t-il pas lieu de se demander si cette inviabilité est toujours la résultante de l'organisation même de ces monstres, ou si, dans certains cas, elle peut être la conséquence des manœuvres obstétricales, auxquelles on soumet très souvent ces pauvres êtres ?

M. le Pr Pinard (4), faisant magistralement l'analyse de l'intéressante communication du Pr Barette, s'exprime en ces termes : « Si, de par mes explorations manuelles, j'avais la *certitude* d'être en présence d'un *Monomphalien xiphopage*, à terme ou près du terme, bien vivant, ne pouvant être extrait sans être sacrifié par les voies naturelles, je pratiquerais l'opération césarienne. Ces fœtus peuvent vivre de la vie extra-utérine et même être séparés, comme vient de nous le démontrer si brillamment notre confrère Chapot-Prévost. Dans tous les autres cas de dystocie par monstruosité double, je pratiquerais l'embryotomie, étant donné que ces fœtus ne sont pas aptes à vivre de la vie extra-utérine ».

Nous croyons que, sous la dénomination de Xiphopages, notre cher Maître a voulu comprendre, non seulement ce genre de monstres, mais encore quelques Thoracopages de Dareste, dans lesquels il faut inclure

(1) Dareste (pag. 555 de son beau livre sur la « Production artificielle des Monstruosités »), nous dit cependant : « Au contraire, toute tentative de ce genre (chirurgicale) doit être absolument rejetée pour les Thoracopages. Les détails que je viens de donner sur leur constitution anatomique le démontrent surabondamment ».

(2) M. Godson a décrit comme Sternopage un monstre que nous croyons pouvoir inclure dans cette catégorie à cause de l'indépendance des deux cœurs : « Le diaphragme est unique, formant un large dôme. Le foie, aussi unique, paraît constitué par les deux foies de forme normale. Il n'y a qu'une seule cavité péricardique, mais *deux cœurs absolument distincts* ; l'un a son sommet dirigé du côté droit. L'estomac est normal et normalement situé chez chacun des fœtus. (*London obst. Trans.*, Vol. XX, p. 171, 1879).

(3) *Bulletin de l'Académie de Médecine*, n° 40, 1900.

(4) *Bulletin de l'Académie de Médecine*, n° 40, 1900.

Maria-Rosalina, car cette dernière avait bien le cœur inversé, comme nous l'avons démontré. Il y a même certains monstres, dont les thorax peuvent être fusionnés, de façon à faire croire à un cas de Sternopagie, mais dont les cœurs peuvent être indépendants, et par conséquent, selon Dareste, être compatibles avec la viabilité.

Dans ces conditions, considérant d'un côté les grandes difficultés que présente le diagnostic de ces différents genres de monstres et surtout de leur viabilité, et d'un autre côté, la facilité relative avec laquelle on peut pratiquer l'opération césarienne, nous sommes d'avis que celle-ci est toujours indiquée, quand ces monstres sont vivants, et qu'il faut réserver l'embryotomie seulement pour le cas contraire.

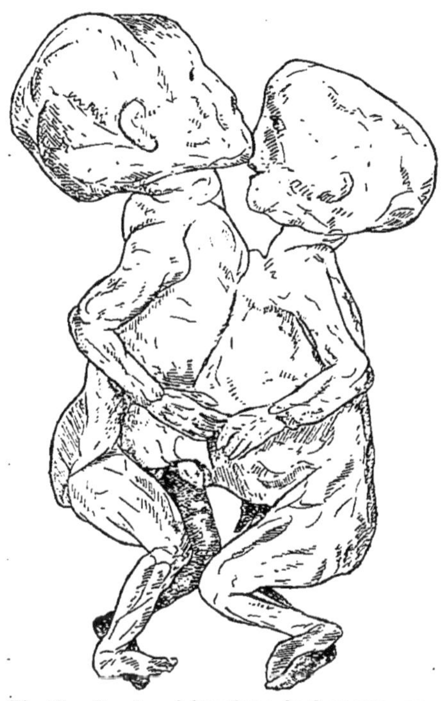

Fig. 25.—Dessin schématique de STERNOPAGE. (Cas de Boinet).

Au point de vue chirurgical, nous pouvons dire d'une façon générale, que les Thoracopages sont d'autant plus opérables qu'ils sont plus viables ; par conséquent, si on trouve un monstre double de ce genre, ayant résisté à l'accouchement et ayant vécu un certain temps, on peut presque affirmer qu'il est opérable. Pour s'assurer des rapports que peuvent présenter les deux cœurs, on doit utiliser la radiographie, comme nous avons eu l'occasion de l'indiquer (1) ; et, comme cela, on peut alors agir en pleine connaissance de cause.

Il est probable qu'on trouvera très difficilement un monstre double *vivant*, avec les cœurs soudés, comme il peut arriver chez les Thoracopages supérieurs (nous ne nous rapportons pas ici aux vrais Sternopages (*Fig.* 25 et 26), parce que ceux-ci ont une organisation qui empêche leur viabilité, c'est-à-dire qu'ils n'ont qu'un cœur pour les deux sujets, ou Thoraco-sternopages; mais, comme cette soudure peut être

(1) *Bulletin Médical*, 1900, n° 85, p. 1189.

très superficielle et réduite à une zone très limitée. il n'est pas impossible que le cas se présente: et alors il serait peut-être justiciable d'une intervention.

Si la soudure des deux cœurs est très étendue, comme dans le cas du Pr Barette, on comprend que la séparation chirurgicale soit impossible ; mais, si elle est très réduite, il n'y aurait pas d'inconvénient à faire une *myocardotomie*, suivie de suture ; et nous sommes convaincu que le résultat serait très probablement favorable. Les cas de sutures du myocarde, faites avec succès, justifient du moins cette supposition.

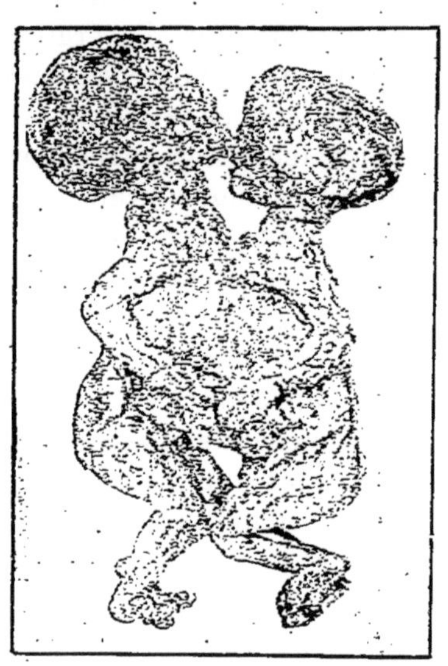

Fig. 26. — Type de STERNOPAGE (Cas de Boinet). (D'après une Photographie).

C'est là, croyons-nous, la limite extrême de l'opérabilité de ces monstres doubles à soudure antérieure.

Une communication intestinale entre les deux sujets composants de tels monstres ne doit pas empêcher une intervention, surtout si l'anastomose n'est pas très étendue.

L'adossement des parois abdominales est assez facile à obtenir, même dans les cas de ponts très larges, comme il est arrivé pour Maria-Rosalina; et on n'a pas d'éventration à craindre, si on fait une bonne suture, car les éventrations sont en général plus fréquentes dans la région sous-ombilicale. Si les diaphragmes sont séparés, comme dans notre cas, ou même s'ils sont fusionnés, comme dans certains Thoracopages, les sutures enchevillées permettent de bien les maintenir chez les sujets que l'on sépare.

Pour bien saisir les caractères anatomiques de ces genres de Tératopages, et comprendre les difficultés qu'a dû opposer à la séparation chirurgicale une organisation monstrueuse aussi compliquée que celle des petites que nous avons séparées, il faut savoir que, à partir des Xiphopages, tous ces monstres doubles, dont les sujets sont soudés par le plan antérieur du corps, forment une série de types tératologiques, chez lesquels les transitions de l'un à l'autre sont presque insensibles.

En examinant superficiellement le monstre que nous avons eu l'occasion d'opérer, on aurait pu croire qu'il s'agissait d'un simple Xiphopage. Mais, aussitôt qu'on en faisait une étude un peu plus soignée, on voyait tout de suite que la soudure commençait, en haut, au niveau de la cinquième côte, et que le sternum de chacune de ces fillettes se dédoublait à partir de ce point en deux moitiés, qui s'écartaient l'une de l'autre pour former une arcade cartilagineuse, jusqu'à l'extrémité de l'appendice xiphoïde.

Le demi-sternum droit de Maria se soudait, comme nous le verrons tout-à-l'heure, au demi-sternum gauche de Rosalina, et vice-versa. Par cette disposition, on pourra tout de suite se faire une idée de l'importance de la région de la soudure, surtout dans sa moitié supérieure.

On sait, en effet, qu'au niveau des 5me, 6me et 7me côtes la paroi antérieure du péricarde est adossée à la face postérieure du sternum et des fausses côtes (1), c'est-à-dire que la distance qui sépare ces deux surfaces est insignifiante ; elle est tout au plus d'un centimètre (2). Cet espace virtuel est comblé par du tissu conjonctif, qui forme les ligaments sterno-péricardiques inférieurs ou xipho-péricardiques.

Le méso-péricarde antérieur doit avoir quelque rapport avec ces ligaments ; et il n'est pas impossible que le tube fibreux, tapissé d'une couche séreuse que nous avons trouvé faisant communiquer les cavités péricardiques de Maria et de Rosalina, fût formé par une persistance du méso-péricarde antérieur, dont les parois n'ont pas pu se souder, à cause de la disposition tératologique du gril chondro-costal de chacune des fillettes à ce niveau.

Le large pont de foie ayant fait reculer le chirurgien qui avait fait la première tentative de séparation de Maria-Rosalina, nous eûmes l'idée de poursuivre des expériences que nous avions entreprises sur l'hémostase de ce viscère ; et c'est ainsi que nous avons trouvé un procédé dont le résultat n'a rien laissé à désirer à ce point de vue. Ce procédé rendra encore, nous l'espérons, de réels services aux chirurgiens qui voudront bien l'essayer.

(1) Rüdinger. *Précis d'Anatomie topographique*, 1894, pag. 197, Fig. 52. c
(2) Terrier et Reymond. *Chirurgie du cœur*, 1898, p. 35 et 36.

*
* *

Nous avons présenté à l'Académie de Médecine l'observation complète de Maria-Rosalina; et nous croyons utile de la reproduire ici, *in-extenso*, avec le savant Rapport, qui a été fait sur ce cas par M. le Dr Porak.

Voici l'observation telle que nous l'avons exposée devant cette savante Compagnie.

CHAPITRE IV.

Premier cas de Thoraco-xiphopage vivant opéré à l'âge de sept ans à Rio de Janeiro.

OBSERVATION (*Personnelle*).

Nous avons opéré à Rio de Janeiro (Brésil), le 30 mai 1900, un monstre double du sexe féminin, Maria-Rosalina, à l'âge de sept ans.

Une des enfants a survécu ; et je vous l'amène, pour que vous puissiez vous rendre compte *de visu* du résultat. L'autre est morte cinq jours et quatorze heures après l'opération, à la suite d'une pleuro-péricardite.

Il faut vous dire que, dix mois environ avant notre intervention, en se basant sur quelques études préliminaires, ainsi que sur des radiographies et des radioscopies répétées, par lesquelles on avait cru pouvoir démontrer que les deux corps avaient leurs viscères complètement indépendants et qu'il s'agissait d'un cas très simple de Xiphopagie, un jeune chirurgien brésilien avait fait une tentative opératoire dans le but de les séparer (1). Mais, après les premières incisions, notre confrère s'est tout de suite trouvé devant un large pont de foie qui les unissait trop intimement ; et il s'est empressé de refermer la plaie, sans avoir eu même le temps de bien explorer la région unissante, pour voir s'il existait d'autres connexions organiques entre les deux enfants.

Après cela, leurs parents nous les ont confiées, malgré cet insuccès ; premièrement, parce qu'ils ont toujours eu grande envie de les voir séparées ; secondement, parce qu'ils ont eu connaissance d'expériences que nous avions faites sur l'hémostase du foie sur divers animaux, toujours avec de très bons résultats.

Le pont de foie ayant été le seul obstacle qui avait empêché la séparation de leurs enfants, ils ont cru devoir faire une nouvelle tentative pour obtenir l'indépendance de ces petites créatures, qui supportaient de plus en plus difficilement leur terrible esclavage et dont la soudure faisait leur désespoir.

Aussitôt qu'on nous les a confiées, encore affaiblies par les suites de cette première tentative, nous avons commencé par relever un peu leurs forces; e nous avons alors étudié le monstre sous différents points de vue.

⁂

Leur naissance a eu lieu le 21 avril 1893, dans une petite ferme située dans une région très montagneuse, qui est à quatre jours de voyage à cheval de la ville la plus proche : Cachoeiro de Itapemirim (Espirito-Santo, Brésil). Pour aller de cette ville à Rio de Janeiro, il faut deux jours en bateau à vapeur.

(1) *Brazil medico*. Rio de Janeiro, 1er août 1899. — *Sem. méd.*, 9 août 1899 et 4 octobre 1899. — *Gazette méd. de Paris*, 9 septembre 1899, n° 36, p. 423-424.

Avant ces enfants, leur mère avait eu seulement un garçon à terme, très bien conformé, et qui doit avoir maintenant neuf ans. Après le monstre, elle a encore eu deux enfants normaux, dont l'aîné, un garçon, est âgé de quatre ans ; et l'autre, une petite fille, n'a pas plus d'un an et demi.

Sur l'accouchement, qui n'a été assisté que par une vieille bonne femme, morte deux ans après, nous n'avons eu que des renseignements très incomplets. On sait nous dire seulement qu'il a été tellement facile que la mère croyait n'avoir eu qu'un enfant et qu'une tête est la première partie qui s'est présentée. Par ces données absolument insuffisantes, il est très difficile de se faire une idée exacte de la façon dont l'accouchement a dû se passer. Mais, en comparant ce cas à celui qui a été décrit par Alexandre Scott, de Glasgow (1), et avec lequel il a quelques ressemblances au point de vue tératologique, comme il est facile à constater en regardant la *Fig.* 24, on peut admettre que l'accouchement a dû avoir lieu probablement d'une façon analogue, c'est à dire que l'une des têtes s'étant présentée la première en M. I. A., a été suivie du corps respectif, et qu'après l'expulsion de l'un des enfants, l'autre est venu, l'extrémité podalique sortant en premier et la tête après.

Nous n'avons rien pu savoir sur la disposition du placenta, ni sur celle du cordon : mais, par la cicatrice ombilicale, qui était très large, on voit que celui-ci devait avoir un volume assez considérable, correspondant au double d'un cordon ordinaire : ce qui se comprend, d'ailleurs, très facilement.

Après leur naissance, ces enfants sont restées pendant cinq ans constamment couchées du même côté (décubitus latéral droit pour Rosalina et gauche pour Maria), parce que leurs parents avaient remarqué qu'elles pleuraient beaucoup toutes les fois qu'on voulait les mettre dans une autre position quelconque, et qu'elles ne se taisaient que quand on les faisait revenir à leur position habituelle.

Quand elles eurent un an, elles commencèrent à balbutier les premiers mots ; mais elles ont tout de suite révélé une intelligence assez précoce pour leur âge.

Ce n'est que très difficilement qu'on a pu les faire asseoir et on nous a appris qu'elles ne pouvaient pas rester longtemps dans cette position, sans se plaindre de douleurs dans la région supérieure de leur union.

C'est vers l'âge de cinq ans et demi qu'elles ont commencé à faire les premiers pas ; et, comme elles avaient les jambes très faibles, elles tombaient très souvent.

Au mois d'octobre de 1899, nous les avons eues à notre disposition et nous les avons fait photographier dans différentes positions.

Cependant, comme leur union changeait un peu d'aspect selon le côté par lequel on l'envisageait, nous les avons fait photographier dans différentes positions (*Fig.* 27 et 28).

(1) *British med. Journ.*, 1889, p. 1288-1289.

Le Thoraco-xiphopage Maria-Rosalina.

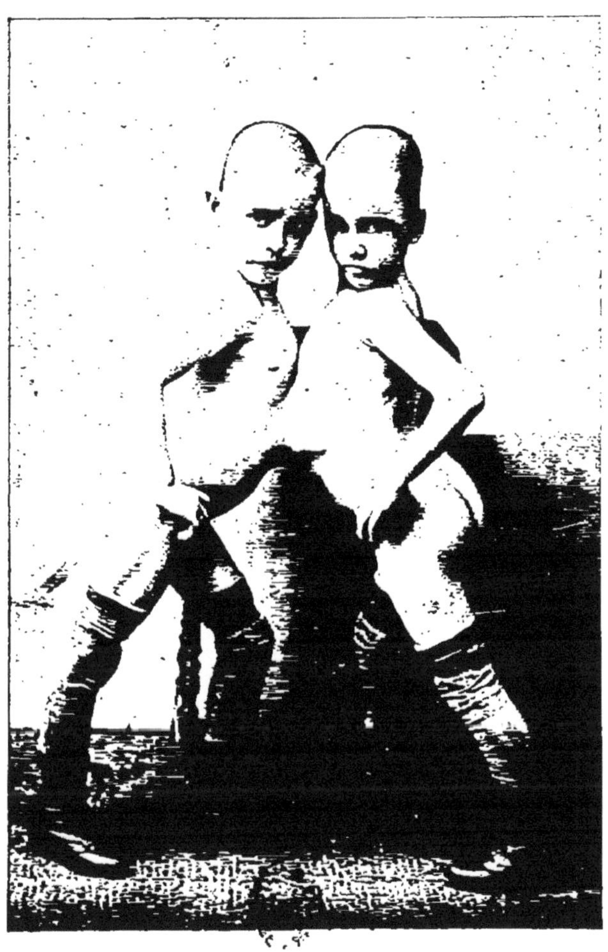

Fig. 27. — Maria-Rosalina, Thoraco-xiphopage opéré (D'après une photographie). [Cette figure montre l'écartement possible en bas des deux sujets et les dimensions du bord inférieur du pédicule]. — Rosalina est à gauche et Maria à droite.

Le Thoraco-xiphopage Maria-Rosalina.

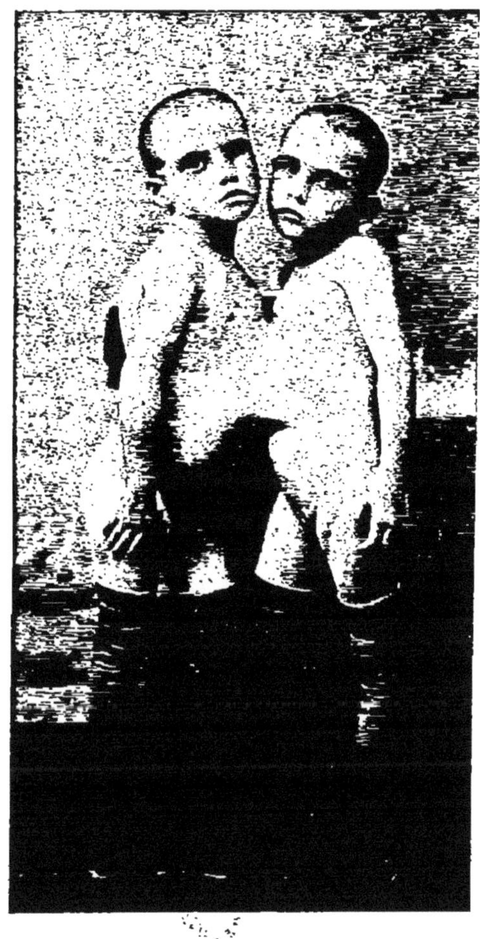

Fig. 28. — MARIA-ROSALINA, Thoraco-xiphopage opéré.

Photographie montrant les deux fillettes dans une phase différente, au point de vue de la respiration : l'une aspire, l'autre expire. — On voit la cicatrice de la première opération). — Maria est à gauche et Rosalina à droite.

Radiographie d'un Thoraco-xiphopage.

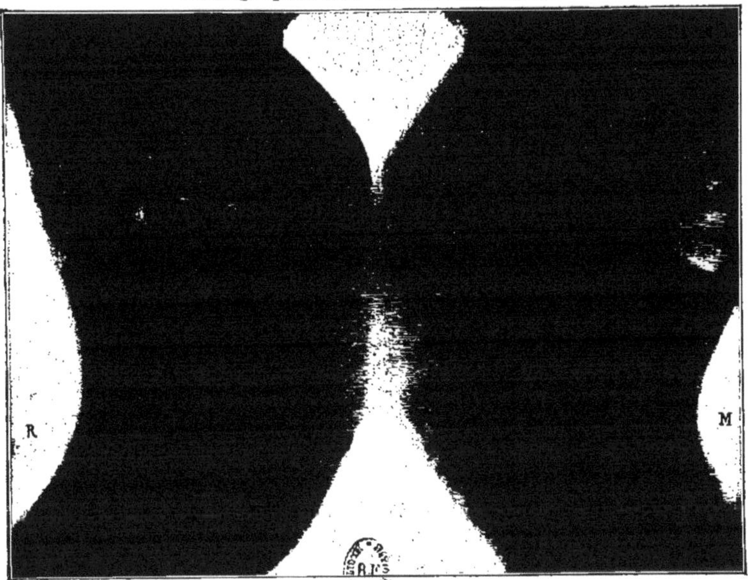

Fig. 29. — Radiographie de MARIA-ROSALINA. — Totalité du Thorax des deux sujets. (Cette Radiographie, faite par MM. les Drs Camillo da Fonseca et Moritz avant la première tentative de séparation de Maria-Rosalina, n'a pas permis de voir le large pont de foie).

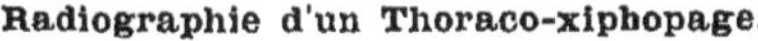

Radiographie d'un Thoraco-xiphopage.

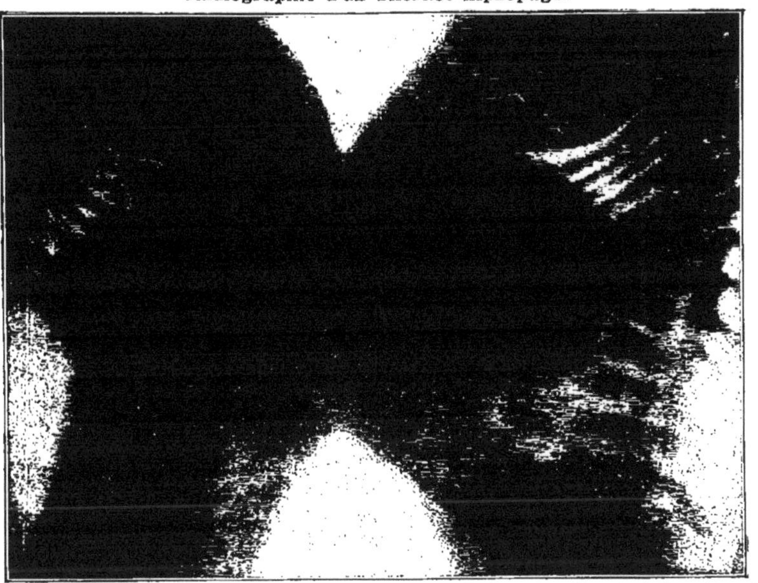

Fig. 30. — Deuxième Radiographie de MARIA-ROSALINA. — Union des Foies des deux sujets. [Par cette Radiographie, qui a été exécutée par M. le Dr Alvaro Alvim, à Rio de Janeiro, avant l'opération définitive, on voit la large soudure des deux foies].

Malgré les photographies, on ne pouvait pas bien se rendre compte de l'épaisseur du pont qui les unissait. J'ai fait faire alors un moulage en plâtre, dont l'exécution a été extrêmement difficile. Ce plâtre, qui n'est peut-être pas très parfait au point de vue artistique, donne cependant une idée tout à fait exacte de la façon dont se faisait l'union chez ce monstre double (1).

Par les premières *radiographies* qui avaient été faites, on avait cru pouvoir démontrer l'indépendance viscérale des deux corps composants (Voir la Radiographie de la *Fig.* 29).

Néanmoins, comme on avait bien constaté, pendant la première tentative chirurgicale, l'existence d'un large pont de foie, nous avons eu l'idée de faire radiographier le monstre de nouveau ; et, alors, par cette épreuve, que nous devons à l'obligeance de notre confrère et ami, M. Alvaro Alvim (de Rio de Janeiro), nous avons pu déterminer assez exactement la situation et l'extension de cette importante union viscérale (Voir la radiographie de la *Fig.* 30).

Ce qui nous a tout d'abord frappé en examinant ces deux petites filles, c'est la symétrie qu'elles présentaient par rapport à un plan vertical, qui les aurait séparées l'une de l'autre, de telle façon que si l'on avait pu isoler complètement l'une d'elles et la placer devant une glace, on eût pu, de cette façon, reproduire assez exactement la forme de l'autre.

Chacun des deux corps, analysé séparément, se présentait pourtant assez asymétrique. Ces asymétries étaient principalement visibles au niveau de la tête et du thorax.

Ainsi, chez Maria, on remarquait un aplatissement de la région occipito-pariétale du côté gauche.

Cette même disposition se trouvait chez Rosalina, mais à droite. Toute la portion latérale de la face était saillante à gauche, et déprimée à droite chez Maria.

On trouve encore une disposition exactement opposée chez Rosalina.

Les arcades dentaires supérieure et inférieure accompagnent sensiblement ces déformations. Les muscles du cou, spécialement le sterno-cléido-mastoïdien, étaient assez atrophiés du côté droit chez Maria ; ils le sont également chez Rosalina, mais du côté gauche. Cette atrophie déterminait chez les deux un torticolis probablement congénital, mais certainement accentué par la position qu'elles ont conservée pendant cinq ans.

Ce torticolis déterminait une déviation de la tête, à gauche chez Maria, à droite chez Rosalina, comme on peut encore facilement l'observer chez celle-ci.

Le thorax chez les deux enfants était déformé d'une façon assez sensible, surtout dans sa partie antérieure, de telle sorte qu'il avait tout à fait l'aspect d'un thorax oblique ovalaire, très aplati à droite, et saillant à gauche chez Maria; il offrait, chez Rosalina, comme on peut s'en rendre compte, une disposition inverse.

Cette déformation des côtes augmentait sensiblement de haut en bas, et produisait un changement de direction du sternum qui allait de haut en bas,

(1) Ce plâtre a été montré à l'Académie de Médecine de Paris.

d'arrière en avant, et de droite à gauche chez Maria, tandis qu'il va de gauche à droite chez Rosalina. L'union commençait à se faire au niveau de la cinquième côte et s'étendait de là jusqu'au niveau de la cicatrice ombilicale. Ce

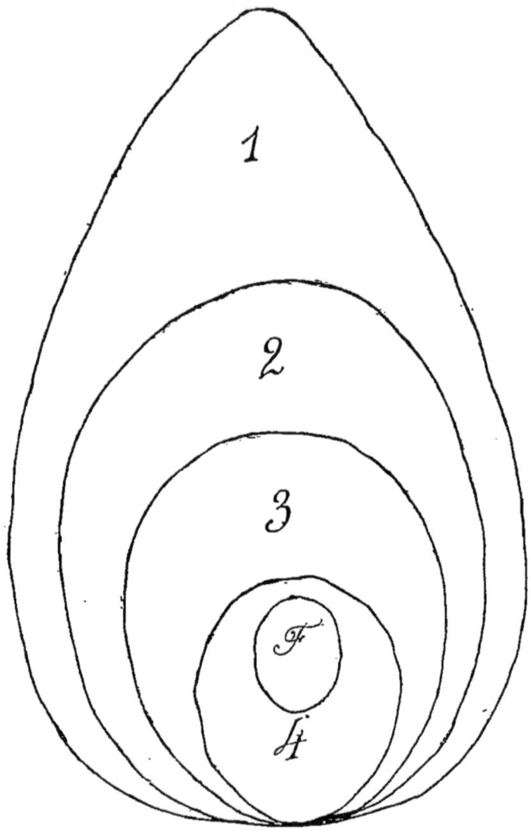

Fig. 31.— Dimensions comparées des *Pédicules d'Union* chez les principaux Xiphopages et Thoracopages connus :

Schéma 1. — Maria-Rosalina : haut. 0m155; larg. 0m0975 ; circonférence 0m41 (*Fig.* 27).
Schéma 2. — Radica-Doodica : haut. 0m105; larg. 0m08 ; circonférence 0m28 (*Fig.* 12).
Schéma 3. — Chang.-Eng. : haut. 0m075 ; larg. 0m215 (*Fig.* 11).
Schéma 4. — Marie-Adèle : haut. 0m045 ; larg. 0m035 ; circonférence 0m14 (*Fig.* 10). F, surface de section du foie (0m02×0m015).
N. B. Ces schémas sont réduits d'un tiers.

pont avait très approximativement, les dimensions suivantes (*Fig.* 31), que nous avons vérifiées plusieurs fois :

Hauteur..................	0m, 155
Largeur (partie la plus large)	0m, 0975
Circonférence............	0m, 41 (1)

(1) Je ferai remarquer que, de tous les monstres doubles vivants de ce genre, dont l'union a été bien étudiée et mesurée, c'est la plus vaste connue jusqu'à présent (Voir *Figure* 31, schémas nos 1, 2, 3, 4).

En haut, l'union était si étroite que, surtout du côté droit de Rosalina, et gauche de Maria, nous pouvions à peine passer un doigt entre les fillettes.

Mais, du côté opposé, comme elles pouvaient s'écarter un peu l'une de l'autre, nous pouvions appliquer presque deux doigts; il fallait pourtant, pour cela, ne pas trop s'approcher de la portion supérieure et médiane de l'union (*Fig.* 27).

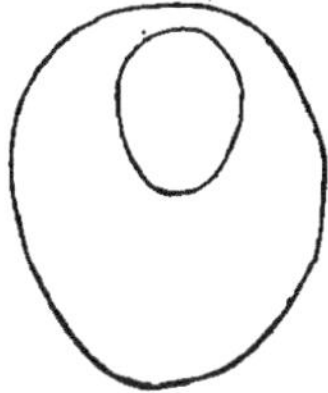

Fig. 32. — Contenu du *Pédicule d'union* chez MARIE-ADÈLE. — Au centre, le Foie. [Figure réduite d'un tiers].

Sur les parties latérales de l'arcade cartilagineuse qui limitait le pont en haut, on trouvait deux appendices xiphoïdes, un de chaque côté, c'est-à-dire un placé à droite de Maria et à gauche de Rosalina, et l'autre du côté opposé (*Fig.*35).

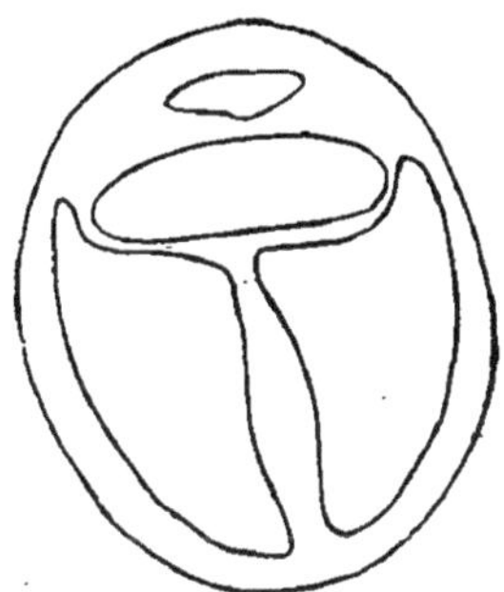

Fig. 33. — Contenu du *Pédicule d'Union* chez les FRÈRES SIAMOIS. — Au centre, le foie; en haut, l'appendice xiphoïde; en bas, les deux culs-de-sac péritonéaux. [Figure réduite d'un tiers].

L'extrémité inférieure du premier se trouvait à 70 mill. de la partie supérieure de l'union, tandis que celle de l'autre était à 113 mill. du même point.

Le premier était plus court et avait une base assez large; il était dévié du côté de Maria, de façon à se placer un peu parallèlement au rebord des fausses côtes droites de celle-ci. L'autre, qui se comportait de même par rapport au rebord des fausses côtes du côté droit de Rosalina, était plus long et plus grêle que le premier. La *Fig.* 35 montre assez bien cette disposition.

Vers le tiers inférieur du sternum cet os devenait plus large, et chacune de ces moitiés s'écartait l'une de l'autre, de façon que le demi-sternum droit de Rosalina s'unissait au demi-sternum gauche de Maria, et *vice versa*.

La différence de 43 millimètres sur la hauteur de l'arcade cartilagineuse d'un côté montre déjà que l'union était plus intime de ce même côté.

Les cages thoraciques y étaient réellement plus rapprochées, et les 5e, 6e et 7e côtes droites de Rosalina, et gauches de Maria, présentaient, avant d'arriver au pont cartilagineux formé par les demi-sternums qui les unissaient, une forte convexité, de telle sorte que la peau de la paroi antérieure du thorax de l'une des petites s'adossait dans une certaine étendue à celle de l'autre quand elles se rapprochaient à ce niveau. Entre cette zone d'adossement et l'arcade cartilagineuse de l'union, ces mêmes côtes (5e, 6e et 7e) se recourbaient en sens inverse de leur direction primitive et formaient pendant l'adossement, un canal étroit et courbe, dont on trouve encore le vestige sur la face antérieure du thorax de Rosalina. La peau était très fine sur toute la zone où elle

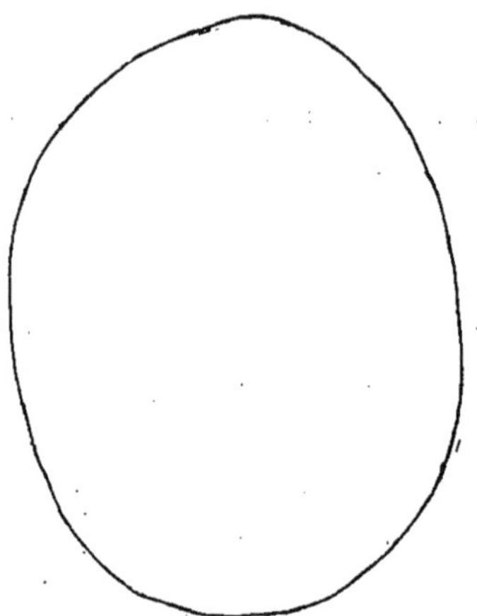

Fig. 34. — Schéma du *Pédicule d'union* chez Radica-Doodica. — On ignore le contenu de ce pédicule. d'ailleurs [Figure réduite d'un tiers].

recouvrait cette arcade cartilagineuse, mais elle semblait s'épaissir graduellement vers le bas.

Au niveau de la cicatrice ombilicale, les deux petites filles pouvaient s'écarter l'une de l'autre suffisamment pour permettre l'application de la main à plat sous la jonction (*Fig.* 36).

Vous voyez ainsi, et on se rend bien compte de cette disposition sur le moulage en plâtre, que l'union était très intime en haut tandis qu'en bas l'écartement pouvait se faire assez facilement (*Fig.* 36).

En embrassant, avec la main, la partie inférieure de l'union et en cherchant à la comprimer entre le pouce et les autres doigts, d'une main on sentait que des anses intestinales se déplaçaient facilement d'un côté et d'autre, quand on serrait le pont. Celui-ci était constitué, par conséquent, de haut en bas, par trois zones: 1° une supérieure, ostéo-cartilagineuse, où nous avons trouvé, pendant l'opération, des rapports intéressants que nous avions à peu près prévus ; 2° une moyenne, occupée par un large pont de foie limité de chaque côté par la paroi thoraco-abdominale; 3° une zone inférieure, limitée, en bas et de chaque côté, par la peau. Ici les deux cavités abdominales communiquaient largement l'une avec l'autre.

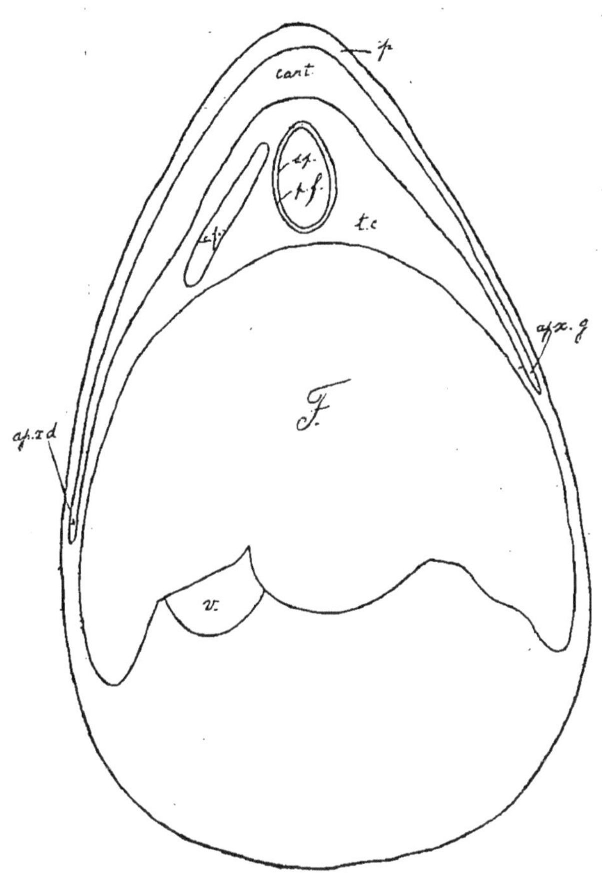

Fig. 35. — Schéma de la coupe du *Pédicule d'union.* — Côté Rosalina.
F, Surface de section du foie (0m08×0m07). — *v*, Vésicule biliaire de Rosalina. — *apxd* Demi-appendice xiphoïde droit de Rosalina. — *apxg*, Demi-appendice xiphoïde gauche de Rosalina. — *p*, Peau au niveau de la partie supérieure de l'union. — *cart.*, Arcade cartilagineuse. — *s. p*, Feuillet pariétal de la séreuse péricardique. — *p. f*, Péricarde fibreux (0m02×0m01). — *cp*, Cul-de-sac pleural gauche de Maria, passant par l'union vers le côté droit de Rosalina.
N. B. Ce schéma est réduit d'un tiers.

Après que nous nous sommes renseigné sur ces dispositions anatomiques, nous avons cherché soigneusement, par la palpation, la percussion, et l'auscultation, si nous pouvions déterminer la position du cœur chez les deux enfants.

Chez Maria, on pouvait catégoriquement affirmer que le cœur battait à gauche;

mais, chez Rosalina, si on pouvait être à peu près certain qu'il ne battait pas

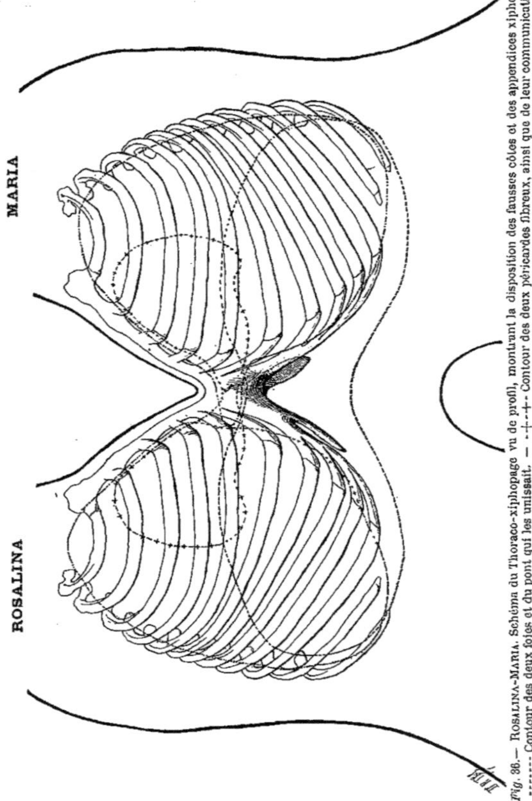

Fig. 36.— ROSALINA-MARIA. Schéma du Thoraco-xiphopage vu de profil, montrant la disposition des fausses côtes et des appendices xiphoïdes. ------ Contour des deux foies et du pont qui les unissait. — -+-+- Contour des deux péricardes fibreux, ainsi que de leur communication. —..—..— « de la plèvre gauche de Maria avec un cul-de-sac qui se prolonge jusqu'à la plèvre droite de Rosalina, dont le contour est indiqué avec le même trait.

à gauche, on ne pouvait pas non plus assurer qu'il fût placé à droite. Il nous avait semblé pourtant pouvoir l'entendre bien plus nettement à droite qu'à gauche.

A l'occasion de la première tentative opératoire, on avait cru sentir, sous le diaphragme, la pointe du cœur de Rosalina, battant à gauche et non à droite (1).

Pendant l'opération que nous avons pratiquée, nous n'avons pu nous renseigner sur cette question que d'une façon incomplète ; mais il nous a encore semblé que le cœur de Rosalina était inversé.

* * *

Au point de vue physiologique, nous avons pu faire quelques observations assez intéressantes.

La marche de ces enfants était assez bien combinée pour qu'elles ne se gênassent pas trop l'une l'autre. Maria allait toujours à rebours et plutôt de droite à gauche, ayant le dos tourné vers le but qu'elles voulaient atteindre, tandis que Rosalina, qui la suivait dans la même direction, marchait à droite et en avant. Si, par hasard, elles devaient revenir sur leurs pas, elles faisaient constamment un demi-tour dans un sens ou dans l'autre, de manière à marcher dans les mêmes conditions qu'avant.

L'ordre d'application des quatre pieds sur le sol était le suivant : le pied gauche de Maria, ayant le talon tourné en avant, immédiatement suivi du pied droit de Rosalina lui faisant face; ensuite, et, après un petit intervalle, venait le pied droit de Maria, et, en dernier lieu, le pied gauche de Rosalina (*Fig.* 37). Les flèches indiquent la direction de la marche.

Elles étaient obligées de rester toujours face à face et elles ne pouvaient s'asseoir sur un siège qu'en prenant une position forcée, qu'elles ne pouvaient pas supporter longtemps (*Fig.* 38).

Quand elles restaient couchées quelque temps dans leur position habituelle, si une d'elles se fatiguait, elle faisait se mettre l'autre sur le dos et se couchait sur elle ; elles prenaient ainsi une position en X. Ces derniers temps, on tâchait de les faire coucher du côté opposé à celui auquel elles étaient habituées ; mais cette position leur était très pénible, comme on peut facilement le comprendre par l'examen des photographies (*Fig.* 39).

La *Figure* 40 indique la position qu'elles prenaient quand elles étaient couchées, et la *Figure* 41 montre comment elles montaient les marches d'un escalier.

Elles aimaient bien courir de temps à autre ; mais, en le faisant, elles agitaient leurs bras, comme cherchant à s'équilibrer.

Leur sommeil était assez tranquille; mais elles avaient souvent des rêves et parlaient tout haut en dormant. Par leurs jambes et leurs bras, mais

(1) *Xiphopagismo. Dupla laparatomia exploradora.* Rio de Janeiro, 1899.

Physiologie des Thoracopages.

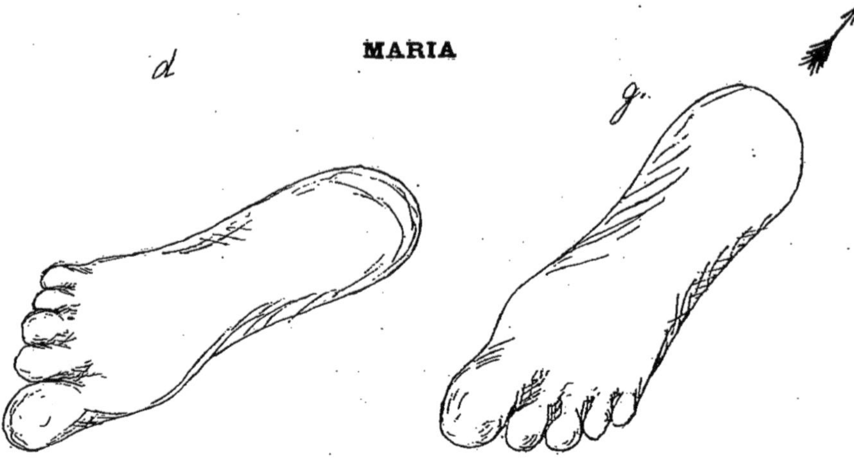

Pieds de Maria.

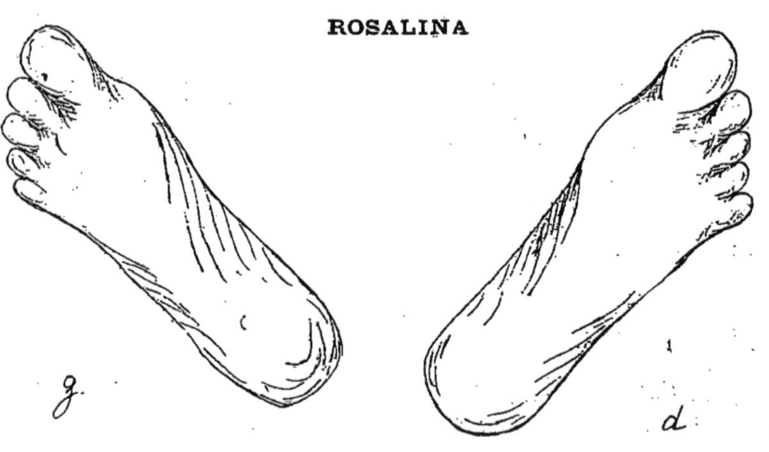

Pieds de Rosalina.

Fig. 37. — Tracés de la marche de Maria-Rosalina. Le sens de la marche est indiqué par les flèches. — *Légende* : *d*, côté droit ; *g*, côté gauche.

surtout par leurs coudes, elles se gênaient très souvent l'une l'autre. Le matin, en arrivant à l'hôpital, nous remarquions souvent qu'elles avaient sur leurs corps des taches ecchymotiques qui diminuaient, et disparaissaient même pendant la journée.

Cherchant à expliquer ce phénomène qui nous intriguait, nous avons vérifié que, pendant le sommeil, si par hasard l'une d'elles, en inclinant la tête venait à appliquer sa bouche sur un point quelconque de la surface du corps de l'autre, il arrivait très souvent qu'elle y faisait une succion assez violente: d'où la formation d'une ecchymose.

Elles avaient presque les mêmes goûts; mais toutes leurs grandes fonctions, qui étaient suffisamment indépendantes, quoiqu'elles ne fussent pas toutes exercées d'une façon simultanée, offraient pourtant une espèce de parallélisme. Elles s'entendaient admirablement et on ne pouvait rien donner à l'une, sans qu'elle voulût le partager avec sa sœur. Très rarement, cependant, elles se disputaient bien un peu; mais cela ne durait pas longtemps.

Maria avait la mémoire plus fidèle et l'attention plus développée que Rosalina; mais celle-ci comprenait plus facilement tout ce qu'on lui apprenait.

TABLEAU A.

MARIA.			DATES.	ROSALINA.		
URINES.		Quantité d'eau ingérée.	1900	Quantité d'eau ingérée.	URINES.	
Quantité.	Densité.				Densité.	Quantité.
1.460 gr.	1.009	420 gr.	24 mars	450 gr.	1.023	330 gr.
1.000 »	1.016,5	380 »	25 »	420 »	1.022,9	300 »
1.000 »	1.012,5	350 »	26 »	435 »	1.035	245 »
1.265 »	1.012	205 »	27 »	410 »	1.036	210 »
1.145 »	1.008	400 »	28 »	475 »	1.035	230 »
1.150 »	1.008	400 »	29 »	450 »	1.035	250 »
1.150 »	1.012,5	360 »	30 »	360 »	1.042,5	190 »
600 »	1.012	360 »	31 »	360 »	1.042	150 »
610 »	1.019	240 »	1er avril	275 »	1.030	180 »
960 »	1.013	260 »	2 »	270 »	1.029	240 »
1.400 »	1.008	475 »	3 »	540 »	1.032	200 »
1.480 »	1.008	480 »	4 »	520 »	1.026	300 »
1.150 »	1.010	310 »	5 »	510 »	1.017	335 »
1.140 »	1.019	420 »	6 »	620 »	1.018	320 »
1.230 »	1.009	440 »	7 »	550 »	1 025	300 »

Tableau A.— Etude comparative de la QUANTITÉ DES URINES, de leur DENSITÉ, et de la QUANTITÉ D'EAU ingérée par Maria-Rosalina pendant quinze jours. (Les liquides, comme lait, thé, café au lait, soupe, n'ont pas été mesurés, parce que les deux fillettes en prenaient à peu près une égale quantité).

L'articulation des mots était bien plus régulière chez Maria que chez Rosalina. Réellement, celle-ci bégayait souvent : ce qui n'arrivait à l'autre qu'assez rarement.

L'affectivité était très développée chez les deux.

Nous avons fait, sur la *sécrétion rénale*, quelques observations intéressantes, que nous tenons à vous communiquer un peu plus minutieusement.

Maria qui, en général, buvait à peu près la même quantité d'eau que Rosalina, avait cependant les urines toujours bien plus abondantes que celle-ci.

Il est vrai que la densité des urines de Rosalina était toujours bien plus élevée que celle des urines de sa sœur.

Par le tableau comparatif ci-joint, vous pourrez avoir une idée d'ensemble sur ces phénomènes (Voyez Tableau A).

Voulant étudier l'élimination de certains médicaments, nous avons choisi, pour ces expériences, le *salicylate de soude*, l'*iodure de potassium* et le *bleu de méthylène*.

Mais, avant de commencer ces expériences, nous avons fait faire une analyse complète des urines des deux petites filles par notre confrère et ami, M. Souza Lopes, professeur de chimie analytique à la Faculté de Médecine de Rio de Janeiro (Voyez les Tableaux ci-joints B, B').

Les observations avec le premier de ces remèdes sont assez intéressantes; car elles nous montrent l'élimination commençant à se faire justement par les urines de celle qui n'en avait pas pris.

Etait-ce une plus grande activité de la glande hépatique qui facilitait l'élimination chez Maria? Etait-ce la densité assez élevée de l'urine chez Rosalina qui retardait un peu la réaction par le perchlorure de fer? Nous ne savons pas en donner l'explication ; nous nous bornons à consigner cette observation (Voyez le Tableau ci-dessous, C).

Ayant donné une petite dose d'iodure de potassium à Maria (10 gouttes d'une solution de cette substance dans une partie égale d'eau distillée), nous avons fait garder les urines de vingt-quatre heures de chacune des petites, séparément. L'analyse a montré que la quantité d'iodure éliminée était sensiblement égale chez les deux.

Nous avons pu apprécier facilement les résultats de l'expérience avec le bleu de méthylène par la coloration que cette substance détermine dans les urines. On en aura une idée assez claire par le Tableau D, p. 102.

Mais, de toutes les observations que nous avons faites sur ces enfants avant leur séparation, la plus curieuse est assurément celle qui a trait à une *maladie*, faite un mois avant l'opération par Rosalina, sans que Maria en ait ressenti le plus léger trouble.

En arrivant à la maison de santé, le 4 avril dernier, à 9 heures du matin, on nous dit que Rosalina était légèrement souffrante, tandis que Maria ne se plaignait de rien et voulait se lever. Maria nous reçoit très gaiement, en nous demandant si nous allions les séparer, comme elles faisaient presque tous les jours. Rosalina pleurait, parce que sa sœur voulait à toute force aller s'amuser, tandis qu'elle-même ne pouvait pas quitter le lit, car elle avait mal à la tête.

Cette scène, tout enfantine qu'elle puisse paraître, n'en était pas moins triste et nous fournissait, quoi qu'on en dise, une indication assez formelle pour la séparation.

Le Thoraco-xiphopage Maria-Rosalina.

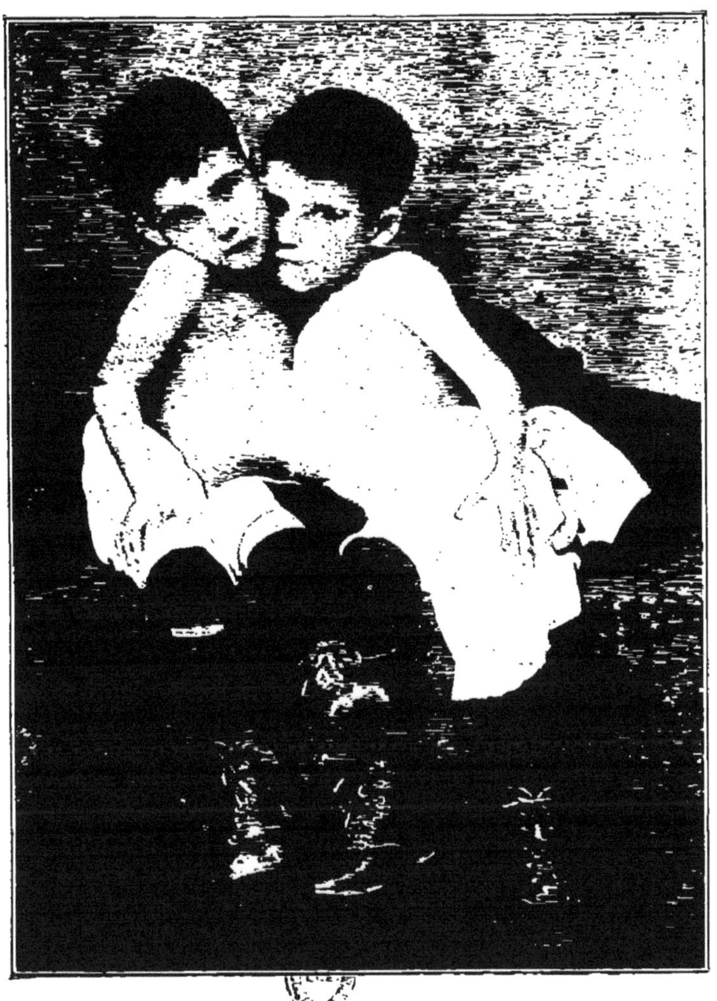

Fig. 38. — MARIA-ROSALINA. — Manière dont les fillettes s'asseyaient.

Le Thoraco-xiphopage Maria-Rosalina.

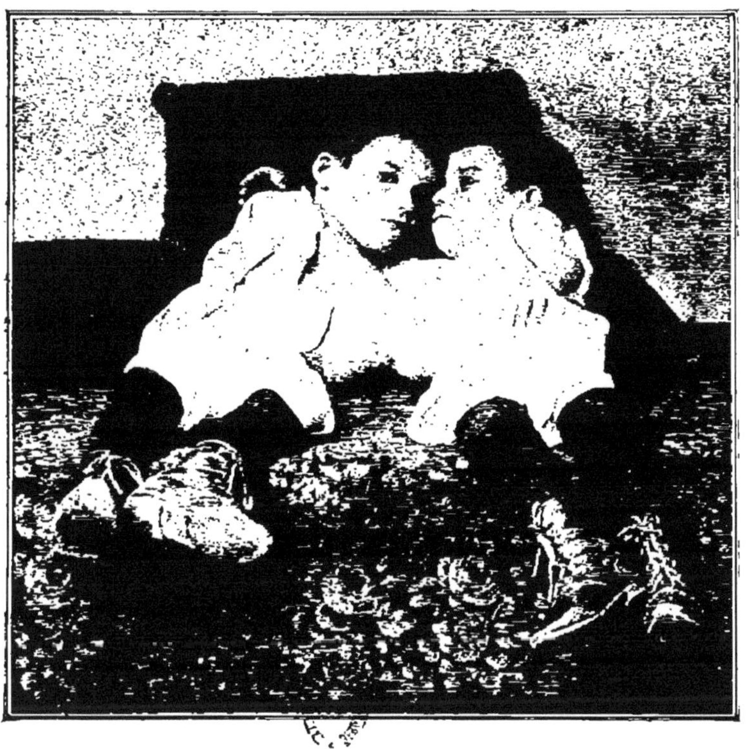

Fig. 39. — MARIA-ROSALINA. — Façon dont les sujets se couchaient.

Le Thoraco-xiphopage Maria-Rosalina.

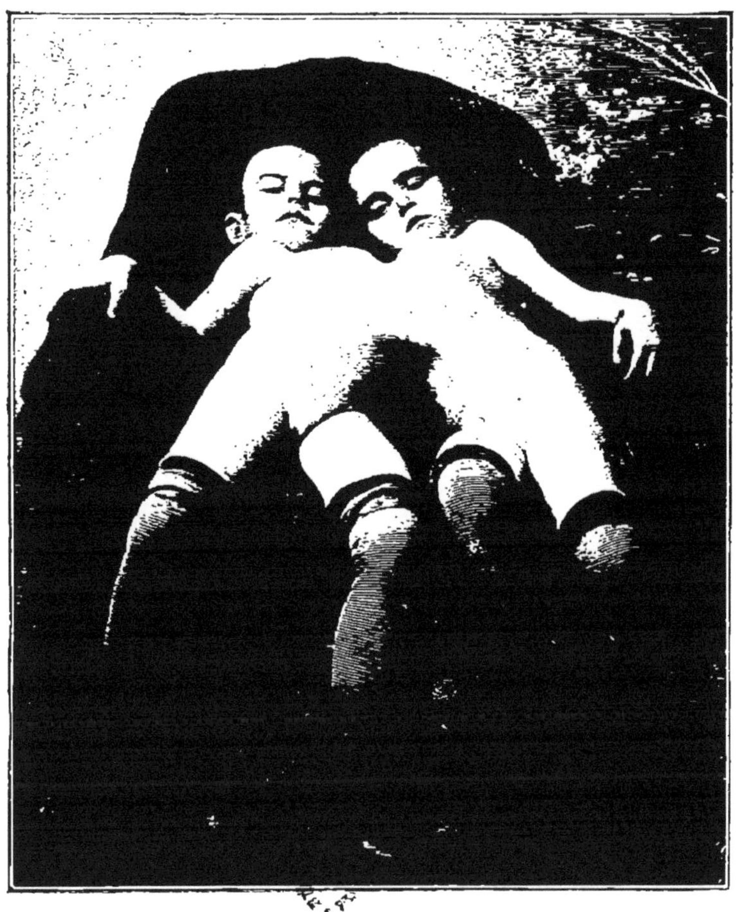

Fig. 40. — MARIA-ROSALINA. — Façon dont les fillettes pouvaient s'étendre

Le Thoraco-xiphopage Maria-Rosalina.

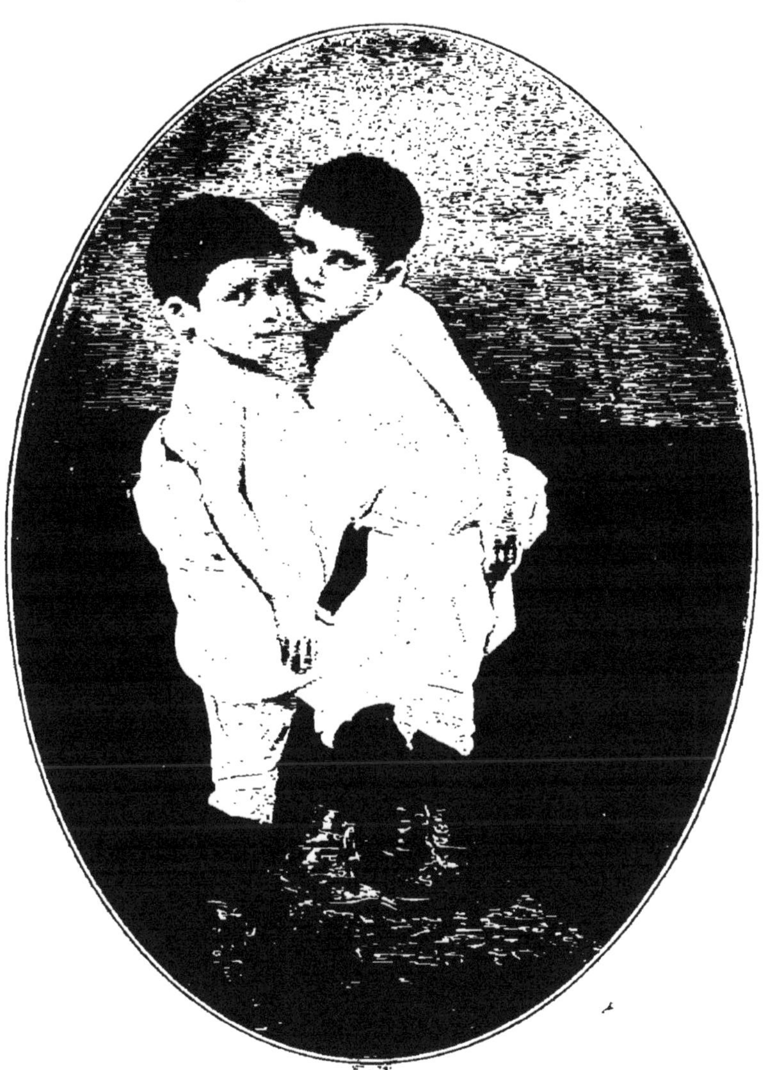

Fig. 41. — Maria-Rosalina. — Manière de monter sur un siège peu élevé.

TABLEAU B.

ANALYSE COMPLÈTE DE L'URINE DE MARIA.

Age : 7 ans. Poids : (*) Stature : 96 centimètres.

Volume de 24 heures, actuel	1.000 cc.
Volume de 24 heures, normal	800 cc.
Couleur	Jaune-clair.
Fluorescence ..	Augmentée.
Aspect	Trouble.
Surface	Mousseuse.
Odeur.........	Caractéristique.
Dépôt.........	Peu abondant.
Réaction	Légèrement acide.
Acidité relative.	Diminuée.

RAPPORT ENTRE LES ÉLÉMENTS

	Normal	Actuel
Volume actuel	100	125
Volume normal	100	100
Urée	43	29
Eléments fixes	100	100
Acidité	20	10
Urée	100	100
Acidité urique	2 à 3	4
Urée	100	100
Acidité urique	20 à 35	80
Phosphates alcalins	100	100
Corps sulfo-conjugués	4	7
Chlorure de sodium	100	100
Acide phosphorique	12 à 13	7
Urée	100	100
Phosphates terreux	25 à 44	40
Phosphates alcalins	100	100
Chlorure de sodium	50	85
Urée	100	100

	DOSAGES PAR LITRE				INDICATIONS SYMPTOMATIQUES.
	Sans correction de volume	Avec correction volumétrique	Moyenne absolue normale pour l'adulte	En 24 heures	
Densité à 15°...........	1016.5		1020	Les mêmes numéros trouvés	1° Déminéralisation.
Eléments fixes.........	38.00		47.0		2° Uricémie.
Acidité (1)............	1.00		4.0		3° Intoxication intestinale.
Urée..................	10.00		20.0		
Acidité urique.........	0.40		0.5		
Acide sulfurique total (2)	1.00		2.5		
Corps sulfo-conjugués (2)	0.60		0.4		
Acide phosphorique (3)..	0.70		2.5		
Phosphates alcalins (3)..	0.50		1.8		
Phosphates terreux (3)...	0.20		0.7		
Chlorure de sodium (4)..	8.50		10.0		
Urobiline pathologique..	Très peu		0		
Albumine..............	Vestiges minimes		0		
Sucre.................	0		0		
Pigments biliaires.......	Peu		0		
Acides biliaires.........	Vestiges		0		

Examen microscopique : Quelques cellules vésicales. Urate d'ammoniaque. Phosphates terreux.

Observations : Phosphates neutres = 0,5 °/oo.

(*) Nous ne pouvons donner le poids de cette enfant que d'une façon approximative (15 kilos) parce que les deux ensemble pesaient 30 kilos.

(1) Exprimée en $H^2 SO^4$, indicateur phtaléine. — (2) Exprimée en SO^3. — (3) Exprimée en $P^2 O^5$. — (4) Exprimée en Na Cl.

Tableau B. — ANALYSE DES URINES faite le 27 mars 1900 par le Dr SOUZA LOPES, Professeur de chimie analytique à la Faculté de Médecine de Rio de Janeiro.

TABLEAU B'.

ANALYSE COMPLÈTE DE L'URINE DE ROSALINA.

Age : 7 ans. Poids : (*) Stature : 96 centimètres.

Volume de 24 heures — actuel..	300 cc.
Volume de 24 heures — normal.	800 cc.
Couleur	Jaune-clair.
Fluorescence..	Augmentée.
Aspect	Trouble.
Surface........	Peu mousseuse.
Odeur.........	Active.
Dépôt	Peu abondant.
Réaction	Fortement acide.
Acidité relative.	Très augmentée.

RAPPORT ENTRE LES ÉLÉMENTS.

	Normal	Actuel
Volume actuel	100	38
Volume normal	100	100
Urée	43	50
Éléments fixes	100	100
Acidité	20	21
Urée	100	100
Acidité urique	2 à 3	4
Urée	100	100
Acidité urique	20 à 35	225
Phosphates alcalins	100	100
Corps sulfo-conjugués	4	30
Chlorure de sodium	100	100
Acide phosphorique	12 à 13	7
Urée	100	100
Phosphates terreux	25 à 44	31
Phosphates alcalins	100	100
Chlorure de sodium	50	12
Urée	100	100

	DOSAGES PAR LITRE			
	Sans correction de volume	Avec correction volumétrique	Moyenne absolue normale pour l'adulte	En 24 heures
Densité à 15°...........	1022		1020	15.6
Eléments fixes..........	52.00		47.0	1.62
Acidité (1).............	5.40		4.0	7.80
Urée....................	26.00		20.0	0.27
Acidité urique..........	0.90		0.5	0.60
Acide sulfurique total (2).	2.00		2 5	0.27
Corps sulfo-conjugués (2).	0.90		0.4	0.41
Acide phosphorique (3)..	1.70		2.5	0.39
Phosphates alcalins (3)..	1.30		1.8	0.12
Phosphates terreux (3)...	0.40		0.7	0.90
Chlorure de sodium (4)..	3.00		10.0	
Urobiline pathologique..	Très peu		0	
Albumine................	Vestiges		0	
Sucre...................	0		0	
Pigments biliaires.......	Peu		0	
Acides biliaires.........	Vestiges		0	

Examen microscopique : Acide urique, leucocytes, urate d'ammoniaque, cellules vésicales.

INDICATIONS SYMPTOMATIQUES.

1° Forte intoxication intestinale.

2° Très forte uricémie par précipitation.

3° Forte hyperacidité du sang.

4° Insuffisance rénale.

5° Très forte hypochlurie.

Observations : Phosphates neutres = 0.4 ‰.

(*) Nous ne pouvons donner le poids de cette enfant que d'une façon approximative (15 kilos), parce que les deux ensemble pesaient 30 kilos.

(1) Exprimée en H^2SO^4, indicateur phtaléine. — (2) Exprimée en SO^3. — (3) Exprimée en P^2O^5. — (4) Exprimée en Na Cl.

Tableau B'. — ANALYSE DES URINES faite le 26 mars 1900 par le Dr SOUZA LOPES, Professeur de chimie analytique à la Faculté de médecine de Rio de Janeiro.

TABLEAU C.

MARIA.		DATES.	ROSALINA.	
Réaction au perchlorure de fer.	Quantité d'urines émises.	Heures.	Quantité d'urines émises.	Réaction au perchlorure de fer.
		8 mars 1900		
Nulle.	150 gr.	à 7 heures 20 (matin).	110 gr.	Nulle.
Très légère.	160 gr.	à 11 heures —	95 gr.	Nulle.
Franche.	140 gr.	à 2 heures (soir).	100 gr.	Très légère.
Franche.	110 gr.	à 4 heures 1/2 —	105 gr.	Peu franche.
Très franche.	135 gr.	à 6 heures 3/4 —	75 gr.	Franche.
Assez franche.	145 gr.	à 9 heures —	95 gr.	Franche.
		9 mars 1900		
Légère.	140 gr.	à 1 heure (matin).	120 gr.	Franche.
Très légère.	150 gr.	à 6 heures —	130 gr.	Encore bien visible.
Nulle.	160 gr.	à 9 heures —	95 gr.	Encore visible.
Nulle.	120 gr.	à midi	80 gr.	A peine visible.
Nulle.	115 gr.	à 3 heures (soir).	100 gr.	Nulle.
Nulle.	145 gr.	à 8 heures —	120 gr.	Nulle.

Tableau C. — EXPÉRIENCES avec le *salicylate de soude* : Réaction obtenue au moyen d'une solution de perchlorure de fer. — Nous faisons préparer une potion avec : Salicylate de soude, 2 gr.; Solution de gomme, 100 gr.; Sirop de fleurs d'oranger, 20 gr. — De cette potion, nous donnons, à 7 heures du matin (à jeun), 30 grammes à Rosalina, qui buvait en général autant d'eau, et qui, cependant, urinait toujours moins que sa sœur.

En examinant la petite Rosalina, nous lui trouvons le pouls très fréquent et 39°4 de température. Elle avait des râles de bronchite disséminés des deux côtés ; douleurs vagues à la région lombaire et aux mollets et céphalalgie.

Nous craignons tout d'abord une maladie grave, comme la fièvre jaune, par exemple, malgré l'acide arsénieux qu'elles prenaient régulièrement comme moyen préventif, selon les indications de notre confrère, M. Rego Cesar (quelquefois, en effet, chez les enfants surtout, la fièvre jaune peut commencer par des phénomènes analogues) ; mais nous penchons plutôt pour l'influenza, qui se présente à Rio d'une façon extrêmement bénigne; et pour cette raison nous donnons à l'enfant, matin et soir, un des cachets suivants :

Bichlorhydrate de quinine..... } āā 20 centigr.
Antipyrine.................. }

Pendant cette maladie de Rosalina, qui a duré quatre jours, nous avons fait des observations répétées sur la température, le pouls, et la respiration des deux petites.

Une des fois que Rosalina avait la fièvre très forte, nous avons pris des températures locales dans la proximité de l'union.

On peut se faire une idée d'ensemble sur ces observations comparatives, en analysant le Tableau ci-dessous E.

TABLEAU D.

MARIA.		DATES.	ROSALINA.	
Coloration.	Quantité d'urines émises.	Heures.	Quantité d'urines émises.	Coloration.
		1er mai 1900		
Incolores.	160 gr.	8 heures 1/2 (matin)	120 gr.	Légère teinte bleuâtre dans la couche supérieure.
Très légère teinte verdâtre	110 gr.	11 heures —	65 gr.	Bleu clair.
Très légère teinte verdâtre	225 gr.	1 heure —	200 gr.	Bleu très pâle verdâtre.
Légère teinte verdâtre.	290 gr.	2 heures —	150 gr.	Franchement bleu clair.
Bleu pâle verdâtre.	50 gr.	4 heures 1/2 —	18 gr.	Franchement bleu clair.
Bleu verdâtre très pâle.	135 gr.	5 heures 10 —	115 gr.	Bleu verdâtre clair.
Bleu verdâtre très pâle.	188 gr.	6 heures 1/4 —	115 gr.	Bleu clair.
Bleu pâle.	120 gr.	Minuit	180 gr.	Bleu céleste franc.
		2 mai 1900		
Bleu verdâtre clair.	85 gr.	6 heures (matin)	75 gr.	Bleu foncé (indigo).
Vert émeraude clair.	155 gr.	10 heures —	60 gr.	Bleu très foncé.
Légèrement verdâtre.	185 gr.	11 heures 1/2 —	60 gr.	Bleu verdâtre (couche supérieure).
Vert clair.	190 gr.	3 heures (soir)	65 gr.	Bleu clair.
Vert très clair.	135 gr.	5 heures 1/2 —	55 gr.	Bleu très clair.
Légèrement verdâtre.	150 gr.	6 heures 1/2 —	60 gr.	Bleu verdâtre clair.
Bleu clair.	200 gr.	Minuit	230 gr.	Bleu clair.
		3 mai 1900		
Bleu verdâtre pâle.	130 gr.	6 heures (matin)	150 gr.	Bleu clair.
Vert très clair.	170 gr.	11 heures —	80 gr.	Vert clair.
Presque incolore.	105 gr.	4 heures 1/2 (soir)		
Vert pâle.	140 gr.	5 heures —	135 gr.	Vert.
Légèrement verdâtre.	140 gr.	6 heures 1/2 —		
Vert clair.	130 gr.	Minuit	170 gr.	Vert clair.
		4 mai 1900		
Vert très clair.	110 gr.	6 heures (matin) Après cela les urines sont devenues normales.	150 gr.	Vert pâle.

Tableau D. — EXPÉRIENCES avec le *bleu de méthylène*. — Nous donnons à Rosalina un cachet avec 30 centigrammes de bleu de méthylène chimiquement pur, de Merck, à 6 heures du matin, à jeun.

TABLEAU E.

MARIA.					DATES.	ROSALINA.				
…servations.	Respiration	Pouls	Température générale	Température locale	1900	Température locale	Température générale	Pouls	Respiration	Observations
	24	100	37°		4 avril 10 h. mat.		39°4	140	32	1 cachet de quinine et antipyrine.
	28	104	36°8	37°6 (a') 38° (b') 37°2 (c') 36°8 (d') 36°6 (e')	2 h. 20 s. (1)	39°3 (a) 39°4 (b) 39°4 (c) 39°4 (d) 38°6 (e)	39°5	140	44	
	26	106	37°2		5 h. 30 s.		40°2	146	40	1 cachet de quinine et antipyrine.
	23	100	37°		9 h. »		39°	130	30	
	18	96	36°8		5 avril 9 h. matin		38°1	118	28	100 gr. d'infusion de séné et, après l'effet, 1 cachet de quinine et antipyr. (pas d'album.).
	20	98	36°9		6 h. soir		38°5	120	28	1 cachet de quinine et d'antipyrine.
	18	90	36°8		6 avril 9 h. matin		38°2	124	26	Etat général bon (pas d'album.). Les râles diminuent (1 cachet de quinine et antipyrine).
	18	94	36°9		6 h. soir		39°2	134	34	1 cachet de quinine et d'antipyrine.
	20	92	37°		7 avril 9 h. matin		37°7	110	20	Les phénomènes de bronchite disparaissent. 1 cachet de quinine et d'antipyr.
	18	90	37°		6 h. soir		38°	120	22	
	19	92	36°9		8 avril 9 h. matin		36°9	96	20	Etat gén. très bon. Sirop de codéine.
	20	90	36°9		6 h. soir		37°	92	22	

(a') Température sur un point correspondant et symétrique du côté de Maria.

(b') Température prise sur la ligne médiane de la paroi abdominale de Maria à 1 doigt de l'union.

(c') Idem à 2 doigts de l'union.

(d') Température à 2 doigts au-dessus de l'union.

(e') Température (paume de la main gauche).

(a) Température à droite de la cicatrice et à mi-hauteur de l'union.

(b) Température prise sur la ligne médiane de la paroi abdominale de Rosalina, à 1 doigt de l'union.

(c) Idem à 2 doigts de l'union.

(d) Température à 2 doigts au-dessus de l'union.

(e) Température (paume de la main gauche).

(1) La température locale au niveau de la cicatrice ombilicale était de 38°8 à ce moment. Au niveau de l'appendice xiphoïde qui se trouvait à gauche de Rosalina et à droite de Maria (un peu incliné du côté de celle-ci) le thermomètre a marqué 37°8.

Tableau E. — MALADIE DE ROSALINA. — Etude comparative de la température, du pouls, et de la respiration chez les deux enfants.

Ayant pu nous convaincre par toutes ces expériences de l'indépendance physiologique des deux individus composants de ce monstre double, nous avons décidé l'intervention qui a eu lieu le 30 mai dernier.

*
* *

Opération. — La veille et l'avant-veille de l'opération, nous avons réuni deux fois nos aides pour leur exposer notre plan opératoire ; et, à ce moment, nous leur avons parlé de la possibilité de l'union des péricardes (1) et des plèvres, et de la façon de les séparer. Les cœurs nous avaient toujours semblé bien séparés l'un de l'autre.

Après avoir pris toutes les précautions exigées par la chirurgie contemporaine au point de vue de l'antisepsie et de l'asepsie, et ayant fait construire une *table double* facilement séparable, nous y avons fait coucher les petites sur le côté droit de Rosalina et gauche de Maria.

La *chloroformisation*, que nous avons fait commencer par l'une des petites, nous a tout de suite montré que le sommeil artificiel de l'une (Rosalina) ne déterminait ni l'anesthésie, ni le sommeil de l'autre (Maria).

Après que les deux furent bien endormies, ce qui a été très facile, nous avons fait la première incision qui, partant de la partie supérieure de l'union, décrivait une légère courbe, dont la convexité était tournée du côté de Maria, et, passant par le milieu de l'appendice xiphoïde, qui se trouvait adossé au rebord des fausses côtes du côté droit de celle-ci, allait se terminer en bas, au niveau de la cicatrice ombilicale. Cette incision comprenait la peau et les tissus sous-cutanés jusqu'au péritoine.

Ecartant le lambeau ainsi formé vers le côté gauche de Rosalina, nous avons ouvert la séreuse péritonéale et nous sommes tombés sur un large pont de foie. Nous avions l'intention de faire premièrement la séparation de tous les tissus autres que le foie et de laisser celui-ci, pour le couper en dernier, après lui avoir appliqué notre procédé d'hémostase préventive. Ce procédé, que nous avons déjà eu l'avantage d'exécuter ici, à Paris, sur un animal, devant un chirurgien français des plus distingués, sera l'objet d'une communication que nous avons l'intention de faire prochainement.

Voulant passer la main sous le pont de foie, nous y avons trouvé des obstacles, Premièrement, le cordon, formé par la réunion des deux *veines ombilicales*, montait verticalement à partir de la cicatrice et, à deux doigts de distance de celle-ci, il se divisait, envoyant une branche pour chacun des foies.

Secondement, au-dessous de la grande courbure des deux estomacs, les *grands épiploons s'adossaient* dans une certaine étendue de leurs faces antérieures, en y adhérant l'un à l'autre.

Avec des ciseaux nous avons divisé au milieu le cordon des deux veines

1) Nous y avions pensé : premièrement à cause de l'époque probable de l'union des deux embryons pour la formation du monstre (deuxième moitié du premier mois et première moitié du second); secondement, parce que toutes les fois que l'on faisait pendant quelque temps des tractions un peu fortes sur le pont qui unissait ces deux petites filles, on remarquait tout de suite une accélération du pouls qui, de 90-96, montait rapidement à 120 et 130 pulsations à la minute.

mbilicales, depuis sa bifurcation jusqu'à la cicatrice, que nous avons de ême divisée en deux.

A ce moment, Maria, qui ne dormait pas bien, a fait un effort pour vomir, t ses intestins sont sortis par la large ouverture que nous avions faite ; et, omme les deux grands épiploons adhéraient en partie l'un à l'autre, la asse intestinale de Rosalina a été aussi attirée au dehors.

La réduction eût été encore relativement facile, s'il s'était agit de faire renrer tous ces intestins dans une seule cavité abdominale ; mais il fallait les emettre chacun à leur place respective, et la chose n'a pas été aussi facile u'on pourrait le croire tout d'abord.

Comme je n'avais pas encore coupé la peau du côté opposé de l'union, je 'ai soulevée avec le bord externe de ma main droite passée entre les deux nfants, et je l'ai fait maintenir dans cette position par un de mes aides.

Cette saillie ainsi constituée par la peau, soulevée de cette façon, donnait ux deux cavités abdominales la forme d'une espèce de besace ; et cette disosition a énormément facilité la double réduction que j'avais à faire.

Comme l'union des deux épiploons n'était pas très étendue, j'ai pu la couper ux ciseaux après l'avoir enserrée de chaque côté avec une double ligature que 'ai préféré faire à la soie pour être plus sûr qu'elle ne m'échapperait pas, et ela me faisait gagner du temps. Nous nous sommes ensuite occupé de la partie ui se trouvait au-dessus du pont de foie. En coupant l'arcade ostéo-cartilagieuse, depuis la pointe de l'appendice xiphoïde, qui se trouvait du côté où ous opérions, jusqu'à la partie supérieure de l'union, nous avons pu écarter n peu les enfants l'une de l'autre, car il faut penser que le champ sur equel nous opérions était très étroit, et que cette circonstance rendait l'opéraion particulièrement difficile.

En faisant cette incision, nous avons coupé une petite artère qui nous a semlé former une anastomose entre les deux mammaires internes (droite de Maia et gauche de Rosalina).

Nous avons dû pincer les deux bouts de l'artère, parce qu'elle saignait beauoup des deux côtés.

Après l'écartement des deux bords de la plaie, nous avons pu nous rendre ompte de la façon dont se faisait l'union au-dessus du foie.

Il n'y avait de faisceaux sternaux du diaphragme ni d'un côté, ni de l'autre, t par la partie inférieure du médiastin antérieur la cavité thoracique communiquait avec la cavité abdominale.

Sur la saillie formée par la moitié non coupée de l'arcade cartilagineuse, on oyait alors une bande fibreuse qui formait un pont unissant les sacs fibreux u péricarde des deux enfants, et par transparence on apercevait, dans l'épaiseur de cette bande, une petite quantité de liquide, qui passait tantôt d'un ôté, tantôt de l'autre. Cette bande avait deux centimètres et demi de lonueur (d'un péricarde à l'autre) et deux centimètres de hauteur ; quant à épaisseur, nous n'avons pas pu l'évaluer, parce que la bande s'était affaissée ntre la saillie résultant de l'écartement des deux enfants.

Nous avons appliqué une pince longuette de chaque côté de cette bande, et nous avons coupé au milieu. Un surjet au catgut, dont le fil était fixé à chaque point, a été appliqué de chaque côté pour fermer en même temps le sac fibreux et la cavité séreuse, que nous venions d'ouvrir d'un seul coup sur les deux péricardes. Nous avons ainsi obtenu l'adossement des feuillets pariétaux de la séreuse, dont on apercevait la surface lisse et polie des deux côtés.

La substance qui séparait le pont de péricarde, que nous venions de couper et de suturer, de la partie restante de l'arcade cartilagineuse, nous semblant constituée par du tissu conjonctif lâche, nous avons alors décidé de continuer l'incision de l'arcade.

Mais, aussitôt que nous avons commencé cette incision au bistouri de haut en bas, il s'est fait un tirage d'air du côté gauche de Maria. Une cavité pleurale était ouverte; et c'était réellement la cavité gauche de cette enfant.

En même temps, une autre petite artère, qui avait été coupée, saignait abondamment des deux côtés (1); et ce sang était aspiré par la plèvre.

Nous avons tamponné la plaie ; nous avons pincé les deux artères et nous avons fait, le plus rapidement possible, une suture au catgut de la plèvre ouverte, après avoir soigneusement enlevé de cette cavité quelques petits caillots de sang qui y étaient retenus.

Passant à examiner les rapports des tissus au niveau du point où nous avions coupé la séreuse pleurale, nous avons pu vérifier que nous avions ouvert un cul-de-sac de la plèvre gauche de Maria, qui se prolongeait au delà de l'arcade cartilagineuse, allant s'adosser à la surface de la plèvre pariétale droite de Rosalina.

Mais, à ce moment, nous remarquons que la petite Maria ne respirait pas. Alors, en même temps que les aides faisaient la respiration artificielle et les tractions rythmiques de la langue, nous nous sommes empressé, aussitôt qu'elle est revenue de cette crise, de continuer la section du cartilage et de la peau de l'autre côté pour bien isoler le pont de foie.

Comme nous avions hâte de pouvoir travailler un peu plus librement sur chacune d'elles et que nous avions toute confiance dans notre procédé d'hémostase du foie, nous avons passé une forte ligature à la soie sur un point où, du côté de Rosalina, il y avait un léger rétrécissement du pont hépatique et nous avons franchement coupé en plein parenchyme suivant un plan vertical, qui passait à égale distance des deux vésicules biliaires.

Du côté de Rosalina, l'hémostase provisoire était maintenue par cette ligature à la soie.

Du côté de Maria, nous l'avons obtenue momentanément, en y appliquant un gros tampon de gaze que nous avons fortement comprimé sur la plaie du viscère. Pour pouvoir nous faire une idée assez exacte de l'étendue de la surface de section de cette glande, nous y avons appliqué nos doigts à plat.

(1) Probablement encore une branche anastomotique des mammaires internes du côté opposé.

Elle avait des deux côtés quatre doigts dans le sens transversal et trois et demi dans le vertical. Cela correspond à peu près à 8 centimètres dans un sens et 7 dans l'autre. L'hémostase définitive a été rapidement obtenue par un procédé très simple (1). La plaie de Rosalina a été fermée par deux de mes aides, et je me suis occupé avec un troisième de celle de Maria, qui était bien plus affaiblie que sa sœur.

L'opération avait duré une heure et quart. Nous leur avons fait des injections de sérum artificiel, et elles ont été transportées dans leurs lits.

*
* *

Suites. — Les suites opératoires ont été toujours plus graves pour Maria que pour Rosalina; mais leur grande analogie nous avait donné l'espoir de les voir toutes les deux sauvées.

Le sixième jour, quand tous les phénomènes inquiétants qui s'étaient présentés du côté de Maria commençaient à s'amender, comme on peut le vérifier par les deux courbes thermométriques (*Fig.* 42 et 43), le pouls s'est affaibli rapidement, malgré les toniques du cœur qui lui ont été administrés régulièrement; et elle est morte dans la nuit du sixième jour, c'est-à-dire cinq jours et quatorze heures après l'opération.

*
* *

Autopsie de Maria. — Voulant donner à l'autopsie de cette petite toutes les conditions possibles d'authenticité — d'autant plus importante qu'il s'agissait d'un cas réellement extraordinaire et que l'opération, ayant déjà été tentée, on avait décidé de ne pas la mener à bout parce que jusqu'alors (*sic*) (2) on ne connaissait aucun procédé sûr d'hémostase du foie et que, par suite, les enfants succomberaient d'hémorragie de ce viscère sur la table d'opérations, si on s'obstinait à les séparer, je n'ai pas voulu faire l'autopsie moi-même ; je n'ai même pas voulu y assister et j'ai préféré adresser une pétition au chef de police de Rio de Janeiro, en lui demandant de nommer des médecins experts qui seraient chargés de la faire officiellement.

Ma demande a été accordée ; et c'est ainsi que l'on a pu vérifier la parfaite hémostase du foie, dont la surface était, au niveau de la plaie, tout à fait cicatrisée. Il y avait probablement des adhérences entre cette surface et la paroi abdominale ; mais elles étaient si fragiles qu'elles ont facilement cédé aux légères tractions qui ont été faites pour soulever cette paroi pendant la nécropsie; et c'est pour cette raison que le compte rendu ne les mentionne pas. Il y est seulement dit que l'hémostase était complète au niveau de la plaie du foie, et qu'en faisant des coupes de cette glande dans différents sens, on n'y a rien trouvé d'anormal. La mort a été attribuée à une pleuro-péricardite, dont la nature n'a pas pu être scientifiquement déterminée, parce que, disait-on, l'autopsie ayant été faite quinze heures après la mort, il était tout à fait inutile de faire l'examen bactérioscopique des liquides trouvés. D'ailleurs, les

(1) Voir la Communication faite à la *Société de Chirurgie* le 31 octobre 1900.
(2) Alvaro Ramos. *Loc. cit.*

médecins qui avaient été nommés par la police pour cette vérification cadavérique, se sont malheureusement déclarés *in loco* incompétents pour n'importe quelle espèce d'examen microscopique. Mais il n'était plus temps de les remplacer et ce n'est pas seulement sous ce rapport qu'il y a des lacunes dans l'examen anatomo-pathologique en question. On n'a pris le poids d'aucun organe; on n'a pas ouvert le cœur (on a cependant vu qu'il était normalement placé) ; on n'a pas mesuré la quantité du liquide trouvé dans les cavités pleurale et péricardique ; on ne les a même pas enlevés de leur cavité respective dans cette intention; ce n'est qu'approximativement aussi qu'on a pu dire que le volume du liquide pleurétique était peut-être de 200 gr. au minimum et de 500 au maximum. Il y avait aussi pneumothorax du côté gauche. Le volume du liquide du péricarde n'a même pas été évalué. On n'a pas ouvert la boîte cranienne. On a cependant vérifié, et voilà, en somme, ce qu'il y a d'important pour nous : 1° qu'il n'y avait pas eu d'hémorragie d'origine hépatique ; 2° pas de péritonite; 3° que le cœur était normalement placé.

Nous avions bien pensé à la possibilité de la production d'un épanchement dans la plèvre opérée, mais un certain degré de pneumothorax qui existait en même temps, comme l'autopsie l'a démontré et, principalement, la grande déformation de la cage thoracique, rendaient le diagnostic plessimétrique extrêmement difficile. Nous avons alors pensé que les conditions générales de la malade, qui s'amélioraient chaque jour sensiblement, nous permettraient d'attendre quelque temps et d'intervenir seulement après avoir bien déterminé le point où il fallait faire la ponction dans le but d'évacuer le liquide dont nous pouvions à peine, à ce moment, soupçonner l'existence. La fièvre était bien montée une fois à 39°; mais elle ne s'y était pas maintenue et était tombée graduellement. Nous passions déjà le sixième jour, lorsque tout à coup, pour ainsi dire, le cœur a faibli et l'enfant a succombé.

Comment s'est produite cette maladie aux allures insidieuses, car vous savez tous que les laparotomisés peuvent faire des températures qui oscillent dans les environs de 38° et qui peuvent même atteindre 39°, les six jours qui suivent l'opération, dans une proportion encore assez considérable (Fièvres dites aseptiques de Volkman, Reclus, Bergmann, etc.)?

Dans notre cas, il est vrai, le pouls et la respiration étaient bien agités ; mais il faut aussi penser que si, chez Rosalina, dont nous avons ouvert le péritoine et le péricarde, on observait des phénomènes analogues (comparez les deux courbes), bien que moins accentués que chez Maria, dont trois grandes séreuses, le péritoine, le péricarde et la plèvre, avaient été ouvertes et successivement suturées, ces altérations de la respiration, du pouls et de la température auraient dû, naturellement, se produire d'une façon plus intense chez celle ci que chez l'autre.

Un peu de sang et un peu d'air étaient entrés dans la cavité pleurale gauche de Maria ; mais cette séreuse a un fort pouvoir d'absorption ; nous venions à peine de l'ouvrir et nous opérions dans des conditions qui nous semblaient les plus aseptiques possibles.

Malgré toutes ces mesures, que nous avions soigneusement prises, une infection a pu se produire peut-être pendant l'opération, et son développement a été favorisé par l'état d'extrême faiblesse de l'enfant, dont les conditions de résistance devraient être réellement précaires, à la suite de l'énorme traumatisme qu'elle venait de subir.

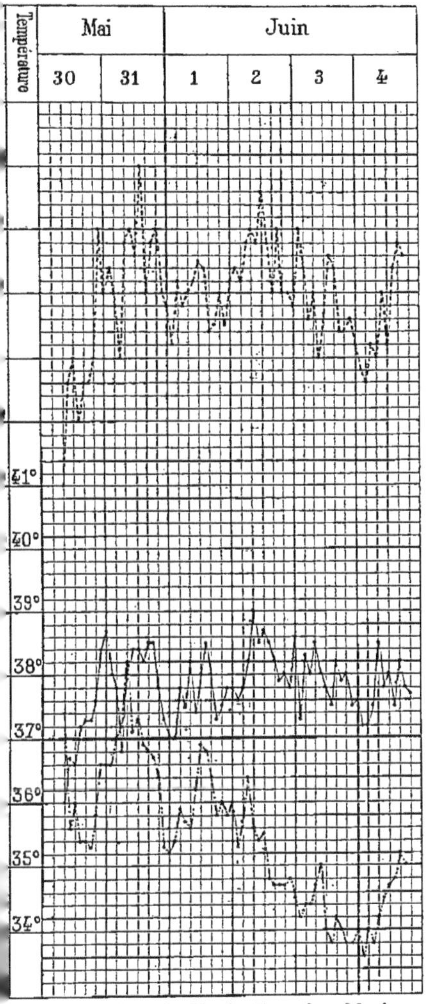

. — Les Suites de l'opération chez Maria. — courbe supérieure représente le pouls, la ne correspond à la température, et l'inférieure espiration].

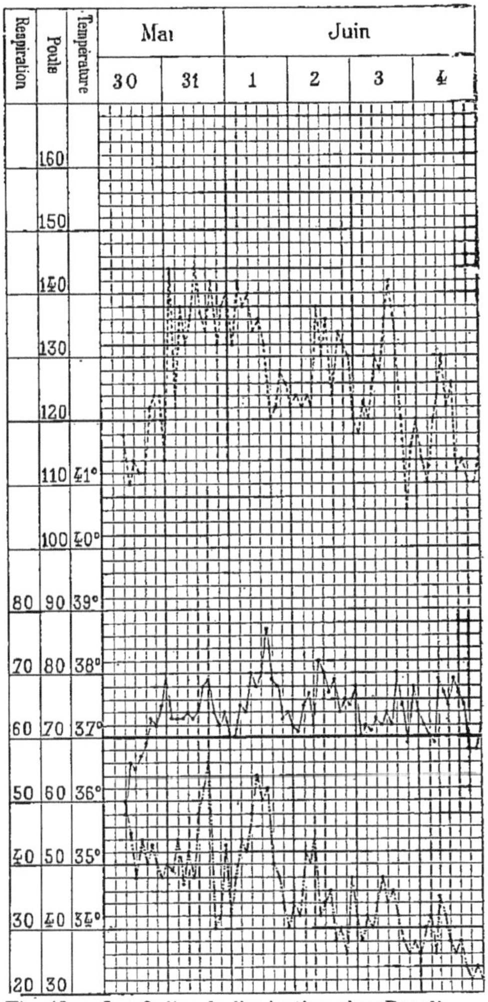

Fig. 43. — Les Suites de l'opération chez Rosalina.— — [Mêmes significations des courbes que dans la *Fig*. 31].

Suites chez Rosalina. — Heureusement, chez Rosalina, les conditions ont toujours été plus favorables; et, quinze jours après l'opération, elle était complètement guérie et sa plaie bien cicatrisée, quoique la peau ait subi à ce niveau un certain degré de distension.

La cicatrice de Rosalina a une longueur de 15 centimètres et demi environ

(Voir *Fig.* 44). Vers son extrémité supérieure et sous l'arcade cartilagineuse formée en haut et au milieu par la surface de section du tiers inférieur du sternum, et, de chaque côté par un demi-appendice xiphoïde que l'on peut très bien isoler, il y a une zone où le cœur est placé au niveau de la ligne cicatricielle et directement sous la peau, c'est-à-dire qu'il n'en est pas séparé par le sternum. En appliquant un doigt sur ce point, on sent qu'il est soulevé par le choc du cœur.

Quand nous avons voulu faire asseoir notre petite opérée, il a fallu la soutenir, parce qu'elle ne pouvait, toute seule, conserver cette position qu'elle prenait pour la première fois.

Les premiers temps, elle n'a pas su non plus se maintenir debout; elle perdait l'équilibre ayant toujours tendance à tomber en avant. C'est seulement après quelque temps d'exercice qu'elle a pu marcher toute seule et corriger sa manière défectueuse de faire les pas.

*
* *

Je l'ai amenée avec moi à Paris ; je l'ai fait radiographier à la Salpêtrière, et, de cette façon, j'ai pu m'assurer de l'INVERSION DU CŒUR de cette enfant. Elle est facile à constater sur cette épreuve (*Fig.* 45) ; mais, pour que vous puissiez vous rendre bien compte de ce phénomène intéressant, M. Infroit a eu la bonne idée de faire venir ici, à l'Académie, une installation radioscopique provisoire, pour vous en faire la démonstration.

En plaçant Rosalina devant l'écran, vous pourrez apercevoir l'hétérotaxie cardiaque directement sur l'enfant.

Cette inversion sert à démontrer qu'il s'agit, non d'un simple cas de *Xiphopagie*, mais d'une union plus intime, que nous avons hésité à classer dans le genre *Thoracopage* de Dareste, parce qu'en cherchant de tous côtés et particulièrement ces derniers jours à l'Institut international de Bibliographie scientifique, si savamment dirigé par M. Marcel Baudouin, nous n'avons pas trouvé un seul cas de monstre double dans ce genre ayant pu vivre quelque temps.

Quelle pourrait donc être la vraie signification de ce monstre dans une classification tératologique ?

Si nous pouvions adopter encore la classification de Saint-Hilaire, nous devrions l'appeler *Xiphopage* ; mais la chose n'est plus aussi aisée, après les raisons très plausibles qu'a présentées Dareste pour scinder ce genre en deux : celui des *Thoracopages* (qu'il ne faut pas confondre avec les *Thoracopages* de Förster), et celui des *Xiphopages vrais*.

Parmi ces derniers, on ne connaît qu'une dizaine de cas de sujets ayant vécu quelque temps, et de ceux-ci trois seulement ont été opérés.

Ces trois monstres doubles, décrits comme *Xiphopages*, et pourtant bien différents, viennent démontrer les transitions insensibles qui peuvent exister

L'un des sujets d'un Thoraco-xiphopage opéré et guéri.

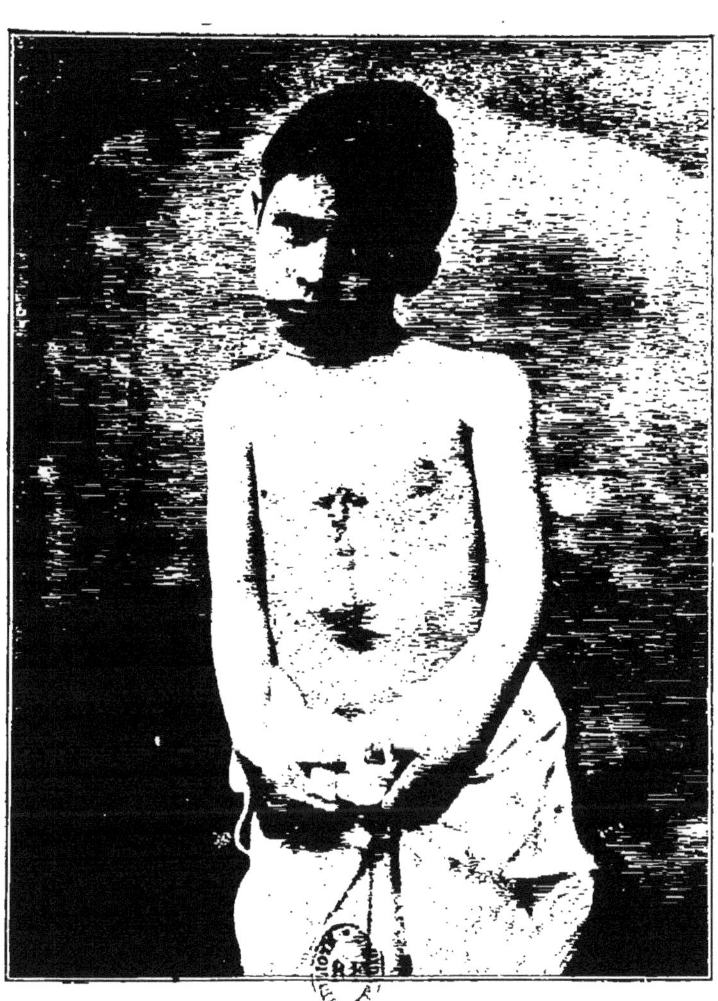

Fig. 44. — Photographie de Rosalina, opérée et guérie. — Aspect de la cicatrice, montrant l'étendue du pont d'union du Thoraco-xiphopage.

Côté Gauche.

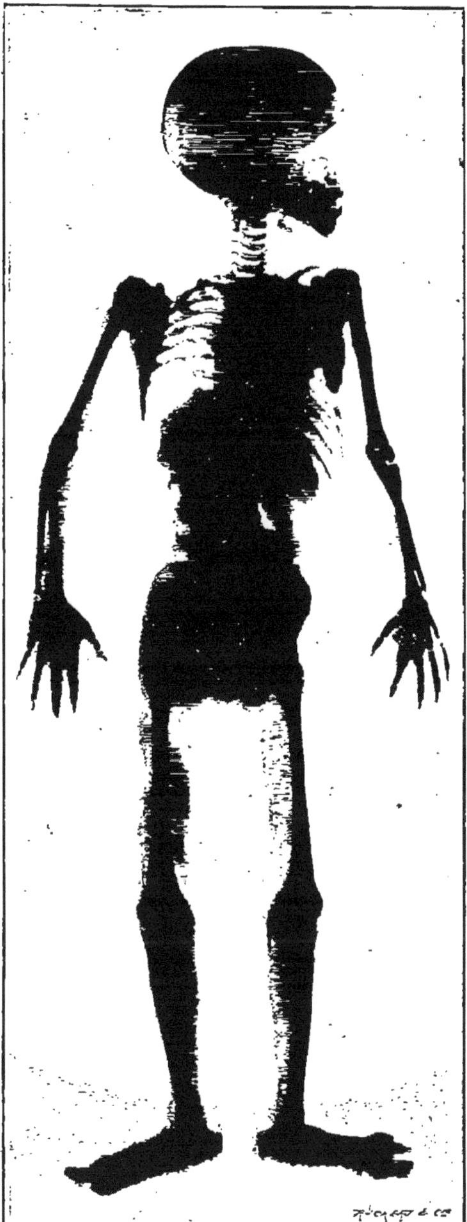

Côté Droit.

Fig. 45. — Radiographie du Corps tout entier de Rosalina, vue par le dos. — Elle a été exécutée par M. Infroit. — On voit très nettement que le *Cœur occupe le Côté droit du Thorax.*

entre les divers types d'un même genre de monstruosité et confirment les paroles de Paul Bert, reproduites par Mathias Duval : « En fait de monstres, il n'y a point de genre ni d'espèces ; il n'y a que des individus. »

En comparant les schémas, qui représentent la coupe faite suivant le plan vertical de l'union des quatre sujets composants de monstres dont les dimensions sont suffisamment connues, on a encore une idée plus exacte de ces différences graduelles (1).

Le cas que nous vous décrivons représente, pour ainsi dire, le degré le moins élevé de la *Thoracopagie* et le plus élevé de la *Xiphopagie*. Mais cette observation montre bien la viabilité de ces monstres, qui sont, sous ce rapport au moins, assez différents des *Thoracopages supérieurs* et des *Sternopages*.

Si l'inversion du cœur n'était pas facilement démontrable chez Rosalina par la radiographie, nous n'aurions, par conséquent, pas un seul document de valeur sur lequel nous puissions nous baser pour vous affirmer qu'il s'agit ici d'un *Thoracopage* plutôt que d'un *Xiphopage*.

Nous ne croyons pas que la *Thoracopagie*, comme la *Sternopagie*, soit le résultat de la position anormale de l'anse cardiaque de l'un des sujets pendant l'évolution embryonnaire. Il serait peut-être plus juste de chercher l'origine de ces différents types monstrueux, tous très rapprochés les uns des autres, dans la position qu'occupent sur l'œuf, par rapport l'une à l'autre, les lignes primitives des embryons qui vont s'unir.

Il serait intéressant de chercher la cause de l'orientation de ces lignes. Elle doit avoir sans doute quelque rapport avec le mode de pénétration des spermatozoïdes au moment de la double fécondation.

Si les germes parallèlement disposés pour la reproduction de ces monstres sont très rapprochés l'un de l'autre, l'union pourra se faire avant ou pendant la formation des anses cardiaques. Une de celles-ci sera alors toujours inversée et on aura un monstre double, où les individus sont très intimement unis l'un à l'autre (hémipages, ectopages, sternopages et thoracopages). Il y aura probablement, dans tous ces cas, union des cœurs, l'un d'eux étant forcément inversé. Néanmoins, si cette union se fait après la formation de l'anse cardiaque, il n'y aura peut-être pas union, mais il y aura encore inversion de l'un des cœurs. Dareste nous dit : « La séparation des cœurs est ordinaire dans la thoracopagie ; leur union est ordinaire dans la sternopagie. »

On pourrait peut-être dire, aujourd'hui, que l'union des cœurs est constante dans la Sternopagie, et qu'elle est possible dans la Thoracopagie. Chez les Xiphopages vrais, les cœurs sont toujours séparés; et il ne doit jamais y avoir d'inversion.

1) Voyez, sur la *Fig.* 31, les schémas n°s 1, 2, 3, 4 et la *Fig.* 35

*
* *

Comme l'union des cœurs joue un rôle très important au point de vue tératogénique, de même qu'au point de vue physiologique et surtout au point de vue chirurgical; comme d'un autre côté, l'hétérotaxie cardiaque est un phénomène tératologique très saillant et caractéristique de certains modes d'union, il y aurait peut-être avantage à distinguer complètement les Thoracopages à cœurs séparés de ceux où les cœurs sont unis. La caractéristique de ces deux types dans les cas douteux pourrait être faite par la radiographie.

Au point de vue tératologique, ils se distinguent par l'époque de l'union, qui doit être antérieure ou contemporaine de la formation du cœur dans le premier cas, et qui doit être postérieure à cette formation, mais contemporaine de l'évolution des anses cardiaques, dans le second.

Pour bien faire comprendre cette division, on pourrait scinder les Thoracopages de Dareste en deux sous genres : les *Thoracopages supérieurs* et les *Thoracopages inférieurs.*

Le premier groupe, qui, au point de vue tératologique, se distinguerait des Sternopages par l'union moins étendue des sternums, serait très semblable à eux au point de vue de l'union des cœurs, et, par conséquent, de la non viabilité et de l'inopérabilité. A cause de leur analogie avec les Sternopages, on pourrait les appeler aussi *Thoraco-sternopages.*

Le second groupe se distinguerait du premier et des Sternopages par l'indépendance des cœurs et encore par la viabilité et par l'opérabilité.

Les types de ce second groupe ne pourraient pas se confondre avec les Xiphopages vrais de Dareste, parce que, malgré leurs analogies dans le mode d'union au niveau de la région xipho-ombilicale, il y aurait l'inversion du cœur de l'un des individus : ce qui ne doit pas exister chez un Xiphopage vrai.

Par leur ressemblance avec ce dernier genre, au point de vue du mode d'union, de la viabilité et de l'opérabilité, on pourrait les appeler encore *Thoraco-xiphopages.*

Chez ceux-ci, les cœurs sont toujours séparés et un d'eux est inversé ; mais ils peuvent être contenus dans un péricarde commun, comme dans notre cas. Cette communication des péricardes a dû se faire, dans notre cas, parce qu'au moment de l'union des deux embryons les deux feuillets du mésocarde antérieur ne s'étaient pas encore adossés l'un à l'autre.

A cette époque, le foie sanguin (*Vorleber*, de His) se développait activement de chaque côté, et l'union de ces deux viscères a dû avoir lieu probablement par un processus semblable à celui qui préside à l'union de deux lobes dans une même glande biliaire.

Les Thoracopages inférieurs ou Thoraco-xiphopages représenteraient ainsi un type de transition très important entre les Thoracopages supérieurs, où les cœurs seraient toujours réunis et un des deux inversé, et les Xiphopages vrais de Dareste, où les cœurs sont toujours séparés et non inversés. Ils formeraient, en somme, un groupe spécial, qui, au point de vue tératologique, représenterait la limite de l'inversion cardiaque sur un monstre double à cœurs séparés.

Voilà les raisons que nous avons cru devoir vous exposer pour justifier la dénomination de *Thoraco-xiphopage*, que nous proposons pour ce monstre.

---

*
* *

Voici maintenant le Rapport que M. le Dr Porak (1) a fait, à l'*Académie de Médecine*, sur la communication qui précède :

« Vous m'avez fait l'honneur d'envoyer à mon examen la très remarquable observation de M. Chapot-Prévost. Il s'agit d'un monstre monomphalien, inter-intermédiaire aux Xiphopages et aux Thoracopages, âgé de sept ans. L'observation est très intéressante par sa rareté, par les recherches physiologiques qu'elle a permis de poursuivre, et par l'opération heureuse pour l'un des enfants. Voici la relation du fait rapporté par M. Chapot-Prévost. »

M. Porak donne alors un résumé de notre observation ; puis il continue ainsi :

« Le cas de M. Chapot-Prévost, représentant un type intermédiaire entre les Xiphopages et les Sternopages, l'opération était particulièrement audacieuse et difficile.

Le monstre que M. Chapot-Prévost nous a présenté appartient à la classe des monomphaliens. On ne doit pas le ranger parmi les Xiphopages, d'après la classification de Dareste, parce que Rosalina a le cœur inversé. Il n'entre pas non plus dans le genre des Thoracopages, parce que les deux cœurs sont très bien constitués et séparés, et parce que, dans ce genre, l'union entre les viscères thoraciques et abdominaux est ordinairement étendue. L'indépendance des deux cœurs et l'inversion de l'un d'eux en fait un cas intermédiaire entre les Thoracopages et les Xiphopages.

*
* *

J'ai observé un premier cas de monstruosité, qui a été publié par mon interne, M. Georhgiu (2). Il s'agissait d'une femme alcoolique et aliénée. M. Jouffroy, dans une note qu'il m'a communiquée sur cette malade, pense qu'elle présente quelques signes qui font supposer qu'elle s'achemine vers la paralysie générale. Elle ne présentait, au moment de notre examen, aucune trace de syphilis. Mais cette femme est accouchée antérieurement d'un enfant mort et macéré au septième mois ; il y a donc lieu de soupçonner la syphilis.

Elle est accouchée à la Maternité d'un monstre double, Sternopage type. L'union s'étendait de la partie supérieure du sternum jusqu'à l'ombilic. Il n'existait qu'un seul cœur, avec un grand ventricule, divisé en trois segments par deux crêtes musculaires et quatre oreillettes. Le foie était unique et pourvu d'une seule vésicule biliaire. M. Georghiu a probablement pris pour une autre vésicule biliaire un diverticule intestinal, appliqué contre la face inférieure du foie (*Fig. 46*).

(1) *Bull. de l'Académie de Médecine*. séance du 23 octobre 1900.
(2) *Bull. de la Société obstétricale et gynécologique de Paris*, 1898, p. 71.

Sous ce viscère, on trouve pour chaque sujet un estomac dont la grande courbure est tournée du côté gauche. Ces estomacs sont reliés par un segment intestinal unique, qui forme une anastomose des deux duodénums. Le canal cholédoque unique vient s'aboucher à la partie moyenne de ce segment d'intestin, qui représente le duodénum. Il descend tout le long de la paroi abdominale et il se distend en une poche plus volumineuse que les estomacs. Elle existe sur la portion de l'intestin qui correspondrait au jéjunum. Vers la

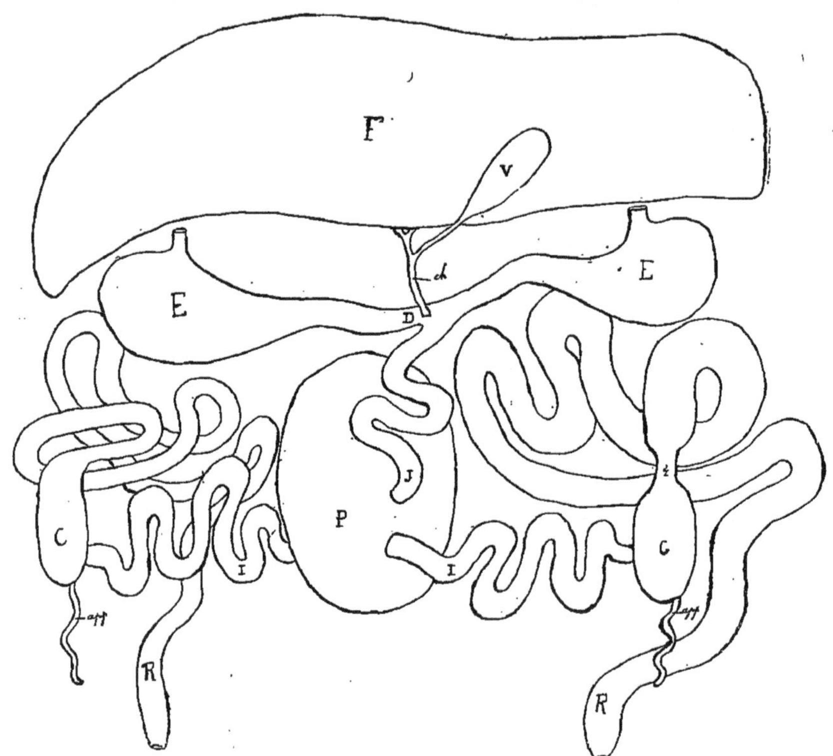

Fig. 46. — Schéma de l'Organisation d'un Sternopage (Porak). — *Légende* : F, foie unique ; E, estomac double ; V, vésicule biliaire ; *ch.*, cholédoque ; D, duodénum ; J, jéjunum ; P, Poche médiane ; I, Intestin grêle ; C, cæcum ; *app.*, appendice iléo-cæcal : R, rectum (L'intestin est double).

partie inférieure de cette poche prennent naissance de chaque côté les intestins qui représentent l'iléon. L'iléon se dirige à droite du sujet normal et à gauche de l'inversé. Le cæcum et l'appendice vermiculaire sont logés chez l'un dans la fosse iliaque gauche

Chez le sujet inversé, l'aorte est placée à droite de la colonne vertébrale. Tous les autres organes sont normalement disposés chez les deux sujets, le normal et l'inversé.

L'inversion des viscères existe par conséquent chez un des sujets ; mais elle ne s'étend pas à tous les viscères.

Un autre cas de monstre double du sexe masculin a été observé à la Maternité où il est conservé. Nous n'avons aucun renseignement sur l'histoire clinique de ce monstre. L'union est un peu moins étendue que chez le premier. En effet, elle ne va pas jusqu'à l'extrémité supérieure des sternums.

Il y avait deux cœurs accolés l'un à l'autre, permettant une communication de leurs cavités ventriculaires d'un côté. Il y avait aussi deux foies, mais réunis l'un à l'autre par une large surface. Deux vésicules biliaires. Un des sujets avait le cœur et l'aorte ouvertes ; mais, disposition intéressante, le gros lobe du foie se trouvait du côté droit pour ce sujet inversé, et il se trouvait cependant du côté gauche pour le sujet normal. Tous les autres viscères étaient normalement disposés, sauf une ectopie double des testicules chez les deux sujets.

Il y a, de plus, à la Maternité deux squelettes de monstres doubles, unis dans toute l'étendue des sternums, c'est-à-dire que chaque demi-sternum de l'un des sujets est relié au demi-sternum de l'autre, de façon à permettre une large communication des cavités thoraciques.

Les Thoracopages présentent en particulier la réunion des deux cœurs et des anomalies telles que l'on conçoit facilement qu'ils ne soient pas viables. Ils font quelques inspirations après leur naissance; mais ils ne tardent pas à mourir.

*
* *

La production des monstres doubles soulève plusieurs problèmes embryogéniques importants. Est-il possible que deux œufs différents puissent se réunir au moment du développement par leurs disques germinatifs ? M. de Lacaze-Duthiers a observé ce phénoméne chez les Mollusques. Le fait reste encore discutable pour les Vertébrés. C'est par milliers qu'on a examiné les œufs de poules. Les observations d'œufs à deux jaunes sont très nombreuses. Et cependant on n'a jamais vu les disques germinatifs des deux vitellus séparés se rejoindre au moment de leur développement.

Dareste a constaté deux ou trois embryons sur le même vitellus. Dareste et Féré ont même vu dans des œufs à deux jaunes l'un des jaunes ne présenter qu'un disque germinatif, tandis que le second jaune en contenait deux.

Il ne semble possible de supposer la jonction de deux œufs séparés dans l'espèce humaine qu'à la condition qu'ils se trouvent préalablement dans la même vésicule de de Graaf. On a observé chez les Vertébrés supérieurs la présence de deux ovules dans la même vésicule de de Graaf. Cela a même été observé sur l'ovaire du fœtus. Mais je ne crois pas qu'on l'ait une seule fois mentionnée pour l'ovaire de l'adulte.

Aujourd'hui, nous sommes donc disposé à admettre que la monstruosité double dépend d'une anomalie du disque germinatif, que celui-ci se divise à un moment donné ou que primitivement l'ovule porte deux disques germinatifs, issus de deux vésicules germinatives. On a même admis que la pénétration anormale de deux spermatozoïdes dans l'ovule pouvait avoir pour conséquence la formation d'un monstre double.

Nous laisserons aux embryogénistes la solution de ces difficiles problèmes.

Nous tenant aux faits acquis, nous nous bornons à remarquer qu'on n'a pas observé la division du disque germinatif, tandis que de nombreux auteurs ont constaté sur les œufs des Vertébrés la présence de deux disques germinatifs, et même de deux vésicules germinatives. On en trouvera la preuve dans les dessins qui ont été reproduits par Gerbe et qui se trouvent à titre d'explication aux vitrines de la riche collection de Monstres, réunis dans les galeries de zoologie du Muséum.

Deux disques germinatifs ont donc été constatés sur le même vitellus. S'ils sont rapprochés, ils vont se rejoindre en présentant les combinaisons les plus variées qui entrent dans l'embranchement tératologique des monstres composés. Mais il est bien possible qu'ils soient suffisamment éloignés pour évoluer chacun pour leur compte. Dans ce cas va se produire la grossesse gémellaire univitelline, normale pour les fœtus jumeaux, monstrueuse et double pour les placentas.

Si, ordinairement, les allantoïdes des deux disques germinatifs doivent presque nécessairement arriver au contact et se confondre, on conçoit aussi qu'ils peuvent rester séparés.

Toutes ces modalités du développement des disques germinatifs et des allantoïdes vont donner naissance à des monstruosités différentes.

Dans plusieurs numéros de la *Médecine moderne* (1896, n° 83 ; 1897, n°s 39 et 40), j'ai repris des observations qui avaient été antérieurement faites par Schatz, et j'ai montré, comme cet auteur l'avait indiqué, que, dans un certain nombre de cas la grossesse gémellaire, en apparence normale, pouvait être rapprochée de la monstruosité double.

On reconnaît que deux jumeaux proviennent du développement de deux disques germinatifs, greffés sur le même vitellus : 1° lorsqu'ils sont de même sexe; 2° lorsque la membrane de séparation des œufs fait défaut, ou lorsqu'elle n'est constituée que par les deux amnios ; 3° lorsque la circulation placentaire des deux œufs présente des communications vasculaires.

Au moment du développement des embryons, lorsque la circulation allantoïdienne se substitue à la circulation ombilicale, l'allantoïde recouvre autour des deux œufs une partie spéciale à ces deux œufs et une partie qui est adjacente. Il s'ensuit nécessairement que chaque œuf trouvera dans le placenta complètement développé une vascularisation qui lui est personnelle et une vascularisation qui lui sera commune, une troisième circulation, comme disait Schatz.

Alors le sang de l'un des jumeaux pénètre par l'artère dans les villosités placentaires pour aboutir à la veine ombilicale qui se rend à l'autre jumeau : c'est une circulation intervilleuse. A moins de parasitisme d'un des jumeaux, la circulation intervilleuse existe toujours. Elle peut exister de l'un des jumeaux vers l'autre et *vice versa* de l'autre vers le premier. Il peut donc y avoir équilibre circulatoire; mais il se peut aussi qu'un des jumeaux reçoive plus de sang que l'autre, qu'un des jumeaux soit transfuseur, tandis que l'autre est transfusé.

L'équilibre de la circulation intervilleuse peut se produire par la communication d'artère à artère, ce qui est assez commun. Dans ce cas, l'anastomose artérielle rétablit l'équilibre de la circulation rompue par la circulation intervilleuse. Il se rétablit beaucoup plus rarement par la communication de veine à veine.

On déduit facilement les conséquences de pareilles dispositions anatomiques. On imagine comment le jumeau transfusé peut se défendre contre l'excès de sang qui lui arrive; comment le jumeau transfuseur peut évoluer avec une quantité moindre de sang. On imagine aussi les cas où les conditions de développement ne sont pas possibles pour l'un des jumeaux, et où il devra périr.

La mort de l'un des jumeaux univitellins peut survenir à toutes les époques de la grossesse. Lorsqu'elle survient de bonne heure, le fœtus devient papyraceus, comme on l'a désigné.

Si elle survient plus tard, un accouchement prématuré se produit; ou le jumeau mort est retenu dans l'utérus où il se macère.

Dans une série toute différente de cas, l'allantoïde de l'un des jumeaux prend un développement beaucoup plus considérable que l'allantoïde du second; la troisième circulation est accaparée par l'un des jumeaux au préjudice de l'autre, et celui-là ne peut se développer qu'en devenant un parasite du premier. Le groupe des monstres omphalosites se trouve ainsi constitué.

Il montre une déchéance de plus en plus nette de la circulation dans les groupes des paracéphales, des acéphales, et des anidiens. Ces monstres n'ont pas de cœur, ou ils possèdent un cœur sans circulation. Le jumeau bien constitué assure sa propre circulation et la circulation de son parasite.

La grossesse gémellaire univitelline présente donc un développement monstrueux comparable à celui que nous allons étudier dans les monstres doubles.

Au lieu de se réunir par les allantoïdes, les deux disques germinatifs, plus rapprochés que dans les cas que nous venons d'étudier, peuvent arriver au contact, et, suivant le point de réunion, la monstruosité double se crée avec ses nombreuses variétés.

Dans l'étude des monstres doubles, on a généralement négligé l'étude de leur placenta; elle est cependant capitale pour interpréter les variétés que les monstres peuvent présenter.

De même que pour les grossesses gémellaires univitellines, ils présentent chacun une circulation qui leur est propre et une circulation qui leur est commune. Chaque sujet composant d'un monstre double possède une circulation qui lui est propre; mais, entre les deux, il existe une circulation commune.

Les expériences de M. Chapot-Prévost sont à cet égard très intéressantes. Elles démontrent cette communication vasculaire, puisque les médicaments donnés à un des sujets peuvent être éliminés par l'urine de l'autre. Mais, du côté de leurs placentas, on peut constater l'existence de placentas séparés, et probablement plus communément un placenta commun, présentant une circulation spéciale à chaque sujet composant, et une circulation commune à tous les deux.

De même que dans les grossesses gémellaires univitellines, on peut observer l'équilibre entre les circulations, qui permet aux deux sujets d'avoir un poids à peu près égal.

Notons en passant que Rosalina et Maria ne sont pas tout à fait égales, ni non plus les sujets du monstre double dont j'ai fait publier l'observation. Mais l'équilibre peut ne pas exister, soit que la circulation placentaire de l'un des jumeaux soit prépondérante, soit que la circulation commune aux deux organismes ne soit pas équilibrée.

Dès les premières phases du développement des disques germinatifs, l'embryon le mieux vascularisé l'emporte sur celui qui l'est moins; et celui-ci devient le parasite du premier. Nous nous expliquons ainsi très bien le mode de développement des monstres doubles parasitaires.

Vous vous rappelez le monstre double parasitaire si remarquable, que vous a présenté ici-même M. Lannelongue. Le parasite semblait avoir fait un plongeon dans le thorax du sujet complet.

Au point de vue de la fréquence, on rencontre à peu près une grossesse gémellaire univitelline pour 800 accouchements. En admettant que la fréquence des grossesses gémellaires est approximativement d'un pour cent, on peut en conclure que la grossesse gémellaire univitelline est observée une fois sur huit accouchements gémellaires.

J'ai observé personnellement deux monstres doubles: un monstre janiceps, ce qui remonte à une vingtaine d'années, et un monstre double, dont j'ai donné la relation plus haut. Si, d'autre part, on remarque qu'il existe à la Maternité trois autres pièces de monstruosité double, on est porté à admettre qu'on compte une naissance d'un monstre analogue à celui que vous a présenté M. Chapot-Prévost sur cent mille accouchements.

En Europe, il naît par jour trente mille enfants ; il y aurait alors en moyenne un monomphalien ou deux par semaine. Ce n'est donc pas extraordinairement rare. Notons en passant que, parmi les monomphaliens, les moins rares sont les thoracopages et les xiphopages. Ces êtres excitent une curiosité si intense qu'on peut bien affirmer que tous ceux qui survivent n'ont pas échappé à l'attention très éveillée de leurs compatriotes. On les promène à travers l'univers ; on les montre à tout le monde. Personne ne peut les ignorer. Ils sont célèbres. Dix monomphaliens ont seulement vécu plus ou moins longtemps. Ce sont des Xiphopages.

Tout le monde connaît l'histoire des frères Siamois. Pour ne pas nous attarder à rapporter l'histoire des autres, je renvoie à l'article très complet, qui a été écrit sur ce sujet par M. Marcel Baudouin dans le numéro 3 du premier semestre de la *Revue scientifique* de 1893.

Le petit nombre des monstres doubles ayant survécu nous fait apprécier leur faible viabilité. Les seuls qui ont survécu appartiennent aux Xiphopages. Les considérations anatomiques dans lesquelles nous sommes entré plus haut nous expliquent pourquoi la plupart d'entre eux succombent peu de temps après la naissance. Il font quelques respirations et ne tardent pas à mourir. On conçoit très bien que chez les Xiphopages, où la réunion des viscères des deux sujets est très peu étendue, les communications soient très peu importantes et que l'opération soit possible.

L'étiologie des monstruosités est encore très obscure ; mais de nombreux travaux publiés par des expérimentateurs comme M. Dareste et par des cliniciens comme mon Maître, M. le Pr Fournier, contribuent à éclaircir cette question. Mon ami, M. Edmond Fournier, a publié, sous l'instigation de son père, une très remarquable thèse sur les stigmates dystrophiques de l'hérédo-syphilis, où se trouve un très important chapitre consacré aux monstruosités d'origine hérédo-syphilitique. Nous devons donc nous demander si le cas présenté par M. Chapot-Prévost rentre dans les faits étudiés par mon Maître.

Ce monstre présente différents stigmates que l'on peut rapporter à l'hérédo-syphilis : déformation de la tête et du corps, dextrocardie, déplacement du foie, troubles visuels et bégaiement. Les déformations étant symétriques par rapport à un plan qui séparerait les deux sujets, on peut admettre, comme dit Dareste, qu'elles sont dues à la position relative occupée par eux à la surface de l'œuf. A défaut de cette explication, nous remarquons que le côté aplati correspond à celui sur lequel les deux enfants sont restés couchés pendant cinq ans. M. Guéniot, dans un travail déjà ancien, avait désigné sous le nom de propulsion latérale du crâne ces déviations consécutives au décubitus. Il a mentionné ces déformations sur le crâne de Ritta-Christina, monstre double qui a été étudié avec beaucoup de soin par Serres.

La dextrocardie, de même que l'inversion absolue ou relative des organes, est une condition tératogénique observée chez tous les monstres sternopages et thoracopages, constituant le caractère distinctif de ces monstres et les séparant des xiphopages. Ces observations s'appliquent au déplacement du foie.

Pour élucider la question des stigmates oculaires de la syphilis, M. le Pr Fournier nous a engagé de faire examiner la petite Rosalina par M. Antonelli et par M. Sauvineau. L'examen de M. Antonelli est le suivant :

« Appareil oculaire externe normal. Mobilité oculaire parfaite (pas de strabisme). Réflexes pupillaires normaux. A l'ophtalmoscope (examen répété, sous action de l'atropine), les deux papilles ont une coloration *légèrement* grisâtre, une apparence légèrement *aplatie*. Le système vasculaire central n'offre rien de particulier. Le disque optique, aux deux yeux, est flanqué de secteurs de cadre pigmentaire, très mince. La papille droite présente, du côté temporal, une plaque assez vaste et irrégulière, de *pigmentation ardoisée* (rudimentaire et légèrement tachetée) par la chorio-rétine. Tout le fond de l'œil, à droite, mais surtout à gauche, présente une dépigmentation diffuse et irrégulière de la chorio-rétine, lui donnant un aspect *marbré* assez prononcé. Ces *marbrures* sont surtout manifestes vers la périphérie du fond de l'œil, notamment dans le secteur supérieur du fond de l'œil droit, et dans les secteurs inférieur et temporal du fond de l'œil gauche. Dans ce dernier secteur, enfin, il existe une plaque de dépigmentation *complète*, ou presque, de la choroïde, semée de petits dépôts pigmentaires assez noirs. Un semis de petits foyers analogues (dépigmentation et surpigmentation alternées) se trouve à côté de la dite plaque, un peu plus vers la papille, et suivant le parcours d'un vaisseau.

Ces observations ophtalmoscopiques, bien que *rudimentaires*, nous paraissent assez significatives (notamment en ce qui concerne la dystrophie pigmentaire diffuse et les foyers chorio-rétiniens de l'œil gauche) pour affirmer la tare hérédo-syphilitique, tout au moins comme étant TRÈS probable. »

Celui de M. Sauvineau, auquel nous avons soumis de même la petite Rosalina, nous donne la consultation suivante :

« La petite Rosalina présente une asymétrie faciale très prononcée. Le rebord orbitaire est incomplètement développé, et la fente palpébrale est plus petite que celle du côté opposé, de sorte que l'œil gauche paraît plus petit que le droit. Mais il n'en est rien en réalité, et les dimensions des deux globes oculaires, notamment les diamètres cornéens, sont sensiblement égaux. Les muscles moteurs des globes oculaires sont normaux : il n'existe pas de strabisme ; tous les mouvements des globes s'exécutent facilement et complètement. Les pupilles (le jour où je les examine) sont légèrement inégales, toutes deux en mydriase, mydriase légère à droite, plus prononcée à gauche. Le réflexe lumineux, faible à droite, est presque aboli à gauche. Il en est de même pour le réflexe à la convergence. Il paraît vraisemblable que cette mydriase et cette parésie de l'iris sont dues à une instillation d'atropine (1), qui aurait été faite il y a quelques jours. Le fond de l'œil, soigneusement examiné à l'image renversée et à l'image droite, est normal. Les papilles des nerfs optiques sont bien développées ; leurs limites sont nettes ; leur coloration gris rosé est normale; et l'on distingue aisément leurs nombreux capillaires. Les vaisseaux centraux sont normaux. Quant à la rétine, elle est normale également. Sa couche pigmentaire est peu développée, comme cela s'observe fréquemment, de sorte qu'elle laisse voir par transparence les vaisseaux choroïdiens et les espaces pigmentés qui séparent ceux-ci. Le pigment choroïdien est assez régulièrement réparti, moins abondant cependant dans certaines régions que dans d'autres. Mais il est impossible de voir dans ces pigmentations plus ou moins prononcées autre chose qu'une variation de l'état physiologique, stigmate de dégénérescence si l'on veut, mais n'ayant pas plus de signification que n'en comporte la couleur bleue ou brune de l'iris.

Nulle part, il n'existe, ni dans la choroïde ni dans la rétine, de traces de foyers inflammatoires. Nulle part on n'y trouve de taches atrophiques, ni de plaques ou d'amas pigmentaires proprement dits.

L'enfant est hypermétrope; à la kératoscopie, on a :

H = + 1/50 aux deux yeux.
OD V = 9/10. H + 0,75 V = 1.
OS V = 7/10. H + 1,25 V = 1.

En face de ces résultats, qui manquent de précision suffisante, nous ne pouvons rien conclure au point de vue des stigmates hérédo-syphilitiques, qui seraient fournis par l'examen de l'œil. »

Des cinq stigmates d'hérédo-syphilis relevés chez la petite Rosalina, il ne reste donc que le bégaiement qui, à lui seul, ne permet pas de trancher la question.

(1) On avait, en effet, instillé préalablement quelques gouttes de solution d'atropine dans les paupières de Rosalina pour rendre plus facile et plus complet l'examen du fond de l'œil.

Ajoutons enfin que les parents de Rosalina ont eu des enfants bien portants : le premier, deux ans avant la naissance du monstre, et deux autres enfants, deux et quatre ans après. Ces enfants se portent tous très bien. La raison de la production du monstre dans cette famille nous est inconnue.

Le monstre double qui m'appartient présente des tares nutritives manifestes. On n'a aucun renseignement sur le père; mais la mère était une alcoolique et une aliénée en voie de paralysie générale. Deux ans avant son accouchement, elle avait déjà été admise à Sainte-Anne pour délire alcoolique. Elle en est sortie à plusieurs reprises. Elle est devenue enceinte pendant quelques semaines où elle se trouvait hors l'asile. On l'y a gardée pendant tout le temps de sa grossesse.

Notre examen ne nous a pas permis de trouver des lésions actuelles de la syphilis. Mais nous devons insister cependant sur ce fait que cette femme est accouchée une première fois à sept mois d'un enfant mort et macéré. On doit supposer chez elle la possibilité de la syphilis.

Les troubles de nutrition de l'œuf semblent jouer un rôle important dans la production des monstres, que les troubles de nutrition intéressent directement l'œuf ou qu'ils dépendent de troubles de nutrition de la mère. De nombreuses observations et expériences sur les animaux viennent d'ailleurs éclairer très particulièrement ce côté de la question. Les recherches, qui ont été faites d'abord par Dareste sur la production expérimentale des monstres, ensuite par d'autres expérimentateurs parmi lesquels je me plais à citer M. Féré, ont démontré que les procédés si variés qui permettent de produire des monstres aboutissent en somme à troubler la nutrition de l'œuf.

L'œuf de poule permet de varier à l'infini cette expérimentation ; mais les monstruosités, qui en sont résultées, ont toujours appartenu aux monstres unitaires. Le vernissage partiel, le chauffage irrégulier, les injections dans l'œuf de substances diverses, le brisement de la coquille, l'évolution de l'œuf placé dans un verre, etc., n'agissent pas autrement qu'en troublant la nutrition normale de l'œuf. M. Féré recevait pour faire ses expériences des œufs provenant du Jardin d'Acclimatation. Parmi eux, il trouvait fréquemment des monstres. Il changea de fournisseur et les œufs lui vinrent directement de fermes de la campagne. Les monstres devinrent beaucoup plus rares ; et, lorsqu'ils se présentaient à son examen, ce n'était plus que par séries.

On peut donc conclure de cette observation l'influence de l'organisme maternel sur l'évolution anormale des produits. Des poules exotiques, que l'on met par l'acclimatation dans des conditions anormales de milieu et de nourriture, exposent les œufs qu'elles pondent à une évolution nutritive anormale, à une monstruosité. On ne la rencontre plus qu'exceptionnellement chez les poules indigènes, qui vivent dans des conditions habituelles de milieu et de nourriture. Si on trouve chez elles, comme par série, des œufs monstrueux, n'est-on pas fondé à croire que c'est une ou quelques poules qui fournissent tous les œufs monstrueux, et que ces poules ne se trouvent pas dans des conditions normales de santé.

Les troubles de nutrition chez les Mollusques et chez les Poissons ont pu déterminer des Monstruosités doubles. M. de Lacaze-Duthiers a observé le fait suivant. En excitant pendant la ponte des Mollusques gastéropodes du genre Bulle, il a pu accélérer l'émission des œufs au point que deux d'entre eux se trouvaient accidentellement et d'une façon anormale enfermés dans la même coque gélatineuse. Il obtient alors très souvent des monstres doubles› M. Henneguy a constaté chez la truite que les monstres doubles ne sont pas rares; et que c'est surtout la ponte de certaines femelles qui donne des monstres doubles ou des alevins mal constitués. Dans le même ordre d'idées, Ryder, assistant à l'U. S. Fisch Commission, a scientifiquement établi que la succussion des œufs de saumon amenait parfois des séries nombreuses d'alevins monstrueux, doubles et triples.

Quel rôle joue le spermatozoïde dans la production de ces monstres ? C'est encore une question qui reste obscure. M. Henneguy est disposé à ne pas accorder d'influence à la polyspermie sur la production des monstres doubles. Chez les Mammifères, l'œuf se développe dans l'utérus. Les agents perturbateurs de sa nutrition doivent donc emprunter l'intermédiaire de la mère.

Mon collègue de la Maternité, M. Charrin, a fait dans cette direction des expériences dont l'importance ne peut échapper à personne. En injectant à des cobayes grosses de la toxine pyocyanique, il a produit artificiellement différentes anomalies caractérisées par des amputations congénitales et des dispositions irrégulières des organes génitaux. Cette expérience jette un jour très satisfaisant sur la production des monstres et justifie les expériences qui ont été faites par Dareste et par Féré sur les œufs de poule.

La monstruosité est un trouble de nutrition; c'est un résultat pathologique. Tout trouble nutritif de l'œuf ou de la mère peut rejaillir sur le développement de l'embryon.

Dans cette direction, un de mes anciens élèves, M. Georghiu, a recherché les antécédents des parents de monstres observés dans mon service ou ailleurs. Ces recherches sont, pour quelques-uns des résultats obtenus, discutables. Néanmoins, suivant l'idée de M. Charrin, il serait disposé à accepter un hérédo-syphilis, un hérédo-typhus, un hérédo-variole, etc., toute maladie infectieuse de la mère pouvant retentir sur le développement de son produit. Il y aurait vraiment lieu à cet égard de s'entendre sur ce qu'on appelle hérédité pathologique. Ces deux mots jurent de se trouver unis. Tous les médecins s'entendent bien sur le groupement de faits que vise cette désignation. Tout récemment encore, M. Chantemesse vient de publier une série de leçons très intéressantes sur l'hérédité; et il accorde une place dans son étude à l'hérédité pathologique. Nous croyons qu'il y a là un abus de langage.

L'hérédité est la propriété que possède l'élément anatomique de se reproduire avec les qualités qui lui sont spéciales et que possèdent les éléments de reproduction, ovule et spermatozoïde, de donner naissance à un nouvel être qui perpétue les caractères ancestraux les plus éloignés de l'espèce et les caractères ancestraux plus récents de la race. L'hérédité est donc une force conservatrice par excellence. Elle est fatale, constante, immuable, durable.

Les médecins désignent sous le nom d'hérédité pathologique la transmissibilité des prédispositions morbides des générateurs à leur produit. Son action est essentiellement destructive de l'individualité. Elle tend à modifier les caractères de l'individu, tandis que l'hérédité tend au contraire à les conserver et à les fixer. Aussi est-elle accidentelle dans sa reproduction, variable et exceptionnelle dans son apparition, de courte durée dans sa persistance. Il y a conflit entre l'hérédité proprement dite et l'hérédité pathologique. Il serait donc désirable de trouver une désignation spéciale pour les faits que l'on rattache à l'hérédité pathologique.

Le mécanisme de l'accouchement chez les Monomphaliens est facile à comprendre. Alexandre Scott, de Glascow, a décrit l'accouchement d'un monstre monomphalien. Le premier enfant est venu par la face en M. I. A. Dès que l'ombilic du premier fœtus est arrivé au détroit inférieur, le second fœtus s'est dégagé par le siège, entraînant le siège du premier fœtus. Finalement l'extrémité supérieure du second fœtus s'est dégagée la dernière.

Dans notre cas, le mécanisme a été le même. Il a été troublé, parce que le diagnostic de la monstruosité n'avait pas été fait. Après avoir extrait la tête du premier fœtus avec le forceps, on a exercé vainement des tractions sur les bras du second fœtus. Le dégagement n'a pu se faire que par l'évolution du second enfant.

*
* *

Le dernier point que nous devons étudier est la question du manuel opératoire pour séparer ces monstres. Les détails anatomiques que nous avons donnés suffisent pour nous rendre compte de la possibilité ou de l'impossibilité de la séparation des sujets composants de la monstruosité. Trois seulement furent opérés.

Le premier, dont l'authenticité est du reste mise en doute par Isidore Geoffroy-Saint-Hilaire et aussi par Cruveilhier, concerne un fait de König relatif à deux fillettes, Catherine-Elisabeth, unies l'une à l'autre depuis l'appendice xiphoïde jusqu'à l'ombilic, et qui furent heureusement séparées, d'abord à l'aide d'une ligature de plus en plus serrée, puis par l'instrument tranchant (1689). Cruveilhier dit à propos de ce cas : « L'époque où il a été recueilli me fait suspecter son authenticité; et peut-être est-ce sur un simple ouï-dire que König en parle. »

Förster, se rapportant à ce même cas, écrit : « Quand non seulement les organes thoraciques, mais encore le foie et l'intestin grêle sont doubles et complètement séparés, et que l'union se fait seulement par les appendices xiphoïdes, les cavités thoraciques et abdominales étant distinctes chez les deux individus ; quand dans ce cas il n'y a dans l'union que la peau, des masses fibreuses, et tout au plus quelques couches musculaires sans gros vaisseaux et sans troncs nerveux, la séparation des deux individus est possible par une opération ; mais je ne connais qu'un cas de ce genre où elle ait été faite : c'est celui de König. »

On voit par ces courtes citations qu'en admettant même comme authentique le cas rapporté par König, l'opérateur n'a peut-être eu qu'à comprimer et à sectionner ensuite une lame cartilagineuse formée par l'union des appendices xiphoïdes, des masses fibreuses, peut-être quelques muscles, de petits vaisseaux et la peau ; mais les cavités thoraciques et abdominales ne communiquaient pas entre elles. D'ailleurs les gravures qu'en donne König, reproduites dans la *Revue scientifique* du 21 janvier 1893 par M. Marcel Baudouin, montrent qu'il s'agissait là plutôt d'un OMPHALOPAGE que d'un Xiphopage.

Le second cas se rapporte à une opération faite par Böhm (de Guzenhausen) sur ses propres filles ; mais, dans ce cas encore, l'opérateur n'eut à couper que l'union des appendices xiphoïdes, quelques vaisseaux et la peau. Il n'y avait donc de communication ni entre les cavités thoraciques ni entre les cavités abdominales des deux enfants. L'une mourut au bout de trois jours ; l'autre survivait encore cinq ans après l'opération pratiquée, en 1866. On ignore ce qu'elle est devenue depuis

Le troisième cas (1) connu est celui de deux petites filles, Marie-Adèle, qui ont été séparées par deux chirurgiens suisses, MM. Biaudet et Bugnion, en 1881, à Bex. Dans cette observation, le pont d'union était si mince qu'il pouvait être facilement embrassé par le pouce et l'index d'une main. Il représentait une masse charnue recouverte par la peau et constituée par une lame cartilagineuse, réunissant les deux appendices xiphoïdes par un pédicule de tissu hépatique joignant les deux foies et mesurant deux centimètres de hauteur sur quinze millimètres de largeur, enfin par des culs-de-sac péritonéaux allant d'une cavité abdominale à l'autre. Les deux fillettes sont mortes ; l'une le jour même de l'opération, l'autre le lendemain.

Cette observation est la première de monstre double dans laquelle on a eu à sectionner un pont de foie, et où les cavités abdominales communiquaient d'une façon analogue à celle des frères siamois Chang-En.

L'autopsie de Chang-En n'a pas été faite complètement. On a seulement ouvert le pont de tissu qui les unissait. On a constaté que les deux foies étaient réunis par du tissu fibreux. Les cavités péritonéales étaient fermées des deux côtés, mais formaient des culs-de-sac pénétrant dans la masse qui unissait les deux corps; on trouvait enfin une lame cartilagineuse analogue à celle des deux opérées de Biaudet et Bugnion.

Enfin, le quatrième cas opéré est celui que nous rapporte aujourd'hui M. le Dr Chapot-Prévost. Ce n'est pas un monstre Xiphopage, comme ceux qui ont été opérés auparavant. La communication des plèvres, des péritoines, des péricardes, l'union des deux foies rendaient cette interventiou particulièrement difficile. Nous félicitons l'opérateur du succès, quoiqu'il n'ait été que partiel. C'est la première fois qu'on a obtenu l'hémostase du foie sur une plaie aussi étendue.

Pour se rendre compte de l'importance de l'opération qui a été tentée par M. le Dr Chapot-Prévost, nous reproduisons le schéma des dimensions des pédicules des différents monstres monomphaliens qui ont vécu (Voir *Fig.* 23).

(1) *Revue médicale de la Suisse Romande*, 1882, n° 2.

Celui de Maria Rosalina est le plus grand. Le plus petit est celui du monstre opéré par Biaudet et Bugnion.

Quelques chirurgiens de Rio de Janeiro avaient pensé que l'intervention serait suivie d'une hémorragie grave du foie; et, en conséquence, ils avaient déconseillé l'opération.

M. Chapot-Prévost, à la suite d'expériences sur les animaux, s'est cru certain d'obtenir l'hémostase hépatique.

Dans son opération sur les petites Maria et Rosalina, l'hémostase a été complète. Pour obtenir ce résultat, il a comprimé de chaque côté le foie entre les surfaces pariétales du péritoine dans le voisinage des plaies. Cette compression a été faite au moyen de rouleaux de gaze placés sur la peau à une petite distance de l'incision. Ces rouleaux étaient maintenus rapprochés par un double fil de soie n° 5, qui traversait toutes les couches de la paroi abdominale des deux côtés et les foies en même temps. La compression du foie ne devait être enlevée que le huitième jour.

Je vous propose de remercier l'auteur de son intéressante communication et de placer honorablement son travail dans nos Archives (1).

Voici la discussion qui a suivi ce Rapport à l'Académie.

M. FOURNIER : Jusqu'à ces dernières années, on ignorait absolument la cause des monstruosités. M. Porak a donc eu raison de placer la question sur le terrain étiologique. On sait aujourd'hui, grâce surtout aux travaux de M. Charrin, que les monstres humains sont assez fréquemment la conséquence des maladies infectieuses de leurs générateurs. J'ai établi, de mon côté, le grand rôle joué par la syphilis dans la production de beaucoup de dystrophies, qui, en s'exagérant, peuvent aboutir à de véritables monstruosités.

Comme M. Porak, je crois, en outre, qu'il faut rapprocher des monstruosités un certain nombre de grossesses gémellaires. J'ai été frappé, en effet, en faisant le relevé de mes observations, de la proportion élevée de naissances doubles, qui surviennent chez les hérédo-syphilitiques ; Hutchinson a fait la même constatation.

*
* *

Le procédé d'hémostase du foie, que nous avons employé, a été l'objet d'une communication que nous avons faite à la Société de Chirurgie. Nous jugeons à propos de la reproduire également ici, avec le rapport que M. Walther a fait à ce sujet.

Voici la communication, telle que nous l'avons lue dans la séance du 30 octobre 1900.

(1) Les Conclusions du rapport de M. Porak, mises aux voix, ont été adoptées.

CHAPITRE V.

Nouveau procédé rapide d'Hémostase du Foie.

Le 23 juillet 1899, un jeune chirurgien brésilien faisait, à Rio de Janeiro, une tentative dans le but de séparer les sœurs Maria-Rosalina, deux sujets composants d'un Monstre double (1).

Par des radiographies, dont l'interprétation avait été confirmée, disait-on, par des radioscopies répétées, on avait cru pouvoir démontrer l'indépendance viscérale de ces deux organismes, et c'est seulement à la suite de ces expériences avec les rayons Roentgen (Voir *Fig.* 21), que l'on avait décidé d'intervenir chirurgicalement, dans l'espoir de n'avoir à couper que la peau, quelques brides musculo-aponévrotiques, et le pont cartilagineux soi-disant formé par l'union des deux appendices xiphoïdes.

On avait donc pensé tout d'abord qu'il s'agissait d'un simple Xiphopage, et que la jonction des deux squelettes se faisait tout bonnement par les extrémités de ces appendices.

C'est d'ailleurs sous cette dénomination que l'on a fait connaître cè monstre à Paris (2) en 1899.

Après les premières incisions, le jeune chirurgien s'est trouvé devant un large pont de foie, dont l'existence n'avait pas été signalée par les radiographies, et il s'est empressé de refermer la plaie, sans avoir eu même le temps de songer à l'exploration de la région unissante (3).

Quelques chirurgiens importants de Rio-de-Janeiro, qui assistaient à cette opération, avaient décidé que toute intervention chirurgicale entraînerait fatalement la mort de ces deux fillettes, parce que l'union des deux foies était si intime qu'ils paraissaient n'en former qu'un seul (4), et que, par les procédés connus d'hémostase de ce viscère, on n'arriverait jamais à en dominer l'hémorragie des deux côtés.

Cette résolution nous avait semblé tout d'abord exagérée, d'autant plus que nous connaissions les nombreux procédés d'hémostase dans les différentes opérations pratiquées sur la glande hépatique avec des résultats très encourageants.

(1) Voyez ma communication à l'*Académie de Médecine* de Paris, le 9 octobre 1900.
(2) *Semaine médicale*, n° 31, 1899. — *Gaz. méd. de Paris*, 1899, p. 423-424.
(3) *Semaine médicale*, n° 42, 4 octobre 1899.
(4) A. Ramos. *Xiphopagismo. Dupla laparotomia exploradora. Loc. cit.*

En songeant cependant à la nécessité de faire arrêter le sang sur deux larges surfaces en même temps, nous avons tenté une série d'expériences sur l'hémostase du foie, en répétant les différents procédés connus jusqu'alors ; et, de tous ceux que nous avons essayés, c'est celui de M. Auvray (1) que nous croyons préférable à tous les autres (*Fig.* 47 et 51).

Mais comme les autres sutures intra-hépatiques de Waring (*Fig.* 50),

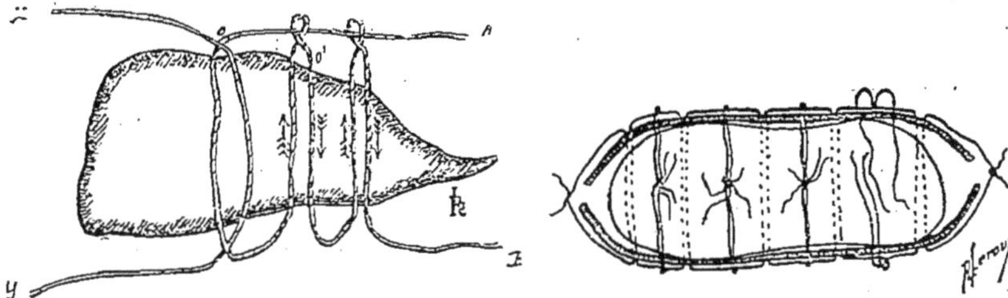

Fig. 47. — Procédé d'Auvray pour la résection du foie.

Fig. 48. — Procédé de Cechelli et Bianchi pour la résection du foie.

de Cecherelli et Bianchi (*Fig.* 48), de Kousnetzoff et Pensky (*Fig.* 49), celle de M. Auvray me semblait difficile à faire assez rapidement, de façon à pouvoir assurer une parfaite hémostase sur deux surfaces hémorragipares simultanément.

Dans un cas comme celui de ces fillettes, qu'on avait déjà tenté de

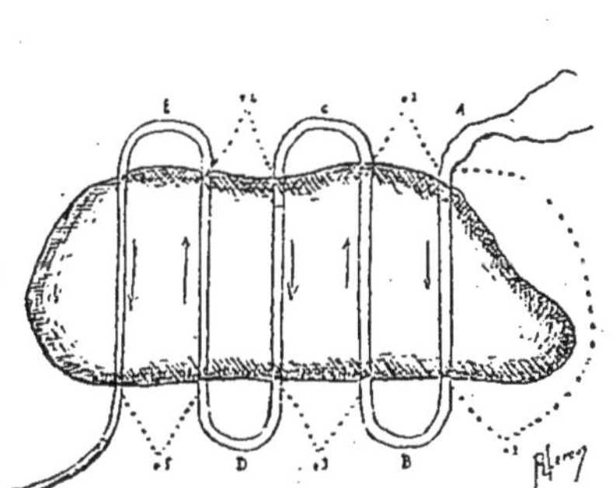

Fig. 49. — Procédé de Koutnetzoff et Pensky

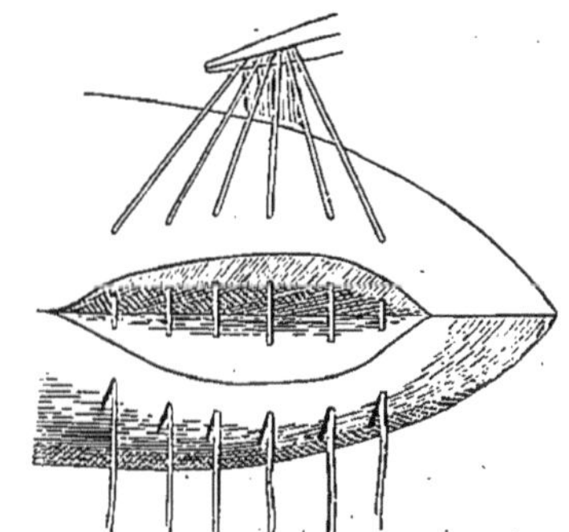

Fig. 50. — Procédé de Waring pour la résection du foie. — Mode d'application des sutures intra-hépatiques.

séparer sans résultat, et dont l'opérabilité avait fait l'objet de nombreuses discussions, qui avaient eu lieu dans les sociétés médicales et chirurgicales de Rio-de-Janeiro, aussi bien avant qu'après la première

(1) *Etudes sur les divers procédés de résection du foie.* Paris, 1897 ; et les articles de Terrier et Auvray, publiés dans la *Rev. de Chirurgie,* nos 5, 8 et 9 de 1898.

tentative opératoire, il était réellement prudent de ne tenter une opération qu'en ayant un procédé dont l'exécution puisse permettre une prompte hémostase.

*
* *

Après quelques tentatives, nous nous sommes fixé sur celui que nous avons l'honneur de vous soumettre, ayant eu l'occasion de le répéter sur huit chiens et un bouc, ainsi que sur deux cadavres, et ayant pu constater ses avantages, pendant l'opération qui fait le sujet principal de cette communication.

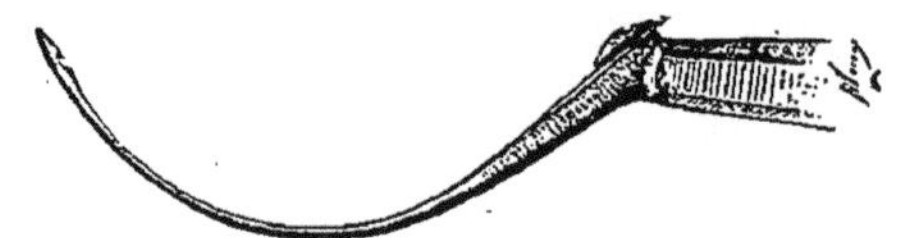

Fig. 54. — Aiguille de M. Auvray pour la résection hépatique.

A la demande de M. le Dr Auvray, que nous tenons à remercier ici tout particulièrement pour sa bienveillance, et grâce à la gentillesse des internes de l'hôpital Tenon, spécialement de M. Roche, nous avons répété sur un chien notre procédé d'hémostase du foie ici, à Paris ; et tous les assistants ont pu se convaincre *de visu* des avantages qu'il présente sous le rapport de la rapidité de l'exécution et de la sûreté du résultat.

I. Historique.

Malgré les nombreux travaux publiés ces temps derniers sur ce sujet, l'hémostase du foie est encore aujourd'hui un des plus intéressants problèmes de la chirurgie contemporaine.

Parmi les plus importantes de ces publications, nous devons mettre tout particulièrement en relief celles de Tricomi, de Kousnetzoff et Pensky, de Ullmann, de Cecherelli et Bianchi, résumées dans le bel ouvrage de Pantaloni sur la Chirurgie du Foie (en particulier celles de Waring) ; les remarquables articles de MM. Terrier et Auvray dans la *Revue de Chirurgie* (1898) ; la monographie de ce dernier auteur sur la résection du foie ; et finalement une communication de J. B. Segale au Congrès international de Médecine de 1900 (1).

(1) Tout récemment encore, M. Delbet vient de faire une communication à la *Société de Chirurgie de Paris* sur un nouveau procédé d'hémostase du foie, semblable à celui de Segale; mais, au lieu d'employer de l'ébonite, il utilise l'*os décalcifié*, pour faire la compression *directe* du foie (*Bull. et Mém. Soc. de Chir. de Paris*, 1901, XXVII, 49-51).

Ce dernier auteur fait une espèce de revue critique de tous les procédés d'hémostase du foie connus jusqu'à ce jour, en rappelant que les nombreux insuccès sont dus, pour la plupart, à une hémorragie primitive ou secondaire ; et il résume ses idées au sujet de la suture qu'il croit le meilleur moyen de résoudre le problème de l'hémostase dans la résection hépatique de toute épaisseur.

Il dit : « Les qualités, nécessaires à une suture hémostatique sûre et efficace dans les résections du foie, sont d'éviter la prise directe des points d'appui sur le tissu hépatique, et d'assurer une pression graduelle et constante. Il condamne ensuite la suture de Cecherelli et Bianchi, en répétant la phrase de MM. Terrier et Auvray sur cette suture *beaucoup plus théorique que pratique*. Néanmoins, il propose un procédé très semblable à celui de ses compatriotes, mais qui nous paraît plus compliqué et tout aussi théorique que le leur. Segale emploie des chevilles en ébonite ou en ivoire, dont l'une est introduite dans une série d'anses de fils élastiques(?), qui traversent le tissu du foie ; les extrémités libres de ces fils, après avoir subi une tension suffisante sont fixées avec des nœuds de catgut sur l'autre cheville placée du côté opposé. L'auteur n'a pas essayé son procédé sur l'homme ; mais il croit que la question est résolue et que sa méthode (comme il l'appelle) assure l'hémostase hépatique dans les résections des lobes de toute épaisseur. Pour notre part, cette conclusion nous paraît prématurée, tant qu'il n'aura pas eu l'occasion de contrôler les avantages du procédé qu'il propose en opérant sur le foie humain ; mais, ce que nous tenons à faire remarquer, c'est que la nouvelle méthode ne remplit pas les conditions exigées d'une façon complète, car nous pouvons dire qu'ici encore le point d'appui est pris sur le tissu hépatique lui-même.

Par cette étude très résumée, on voit que les procédés d'hémostase du foie sont déjà très nombreux ; mais nous croyons que le champ est encore très vaste ; et, comme les cas qui réclament l'hémostase sont assez différents les uns des autres, on sera très souvent heureux de trouver un procédé qui puisse être appliqué avec avantage au malade que l'on opère.

On sait que le thermo-cautère, le galvano-cautère, etc., très préconisés par quelques chirurgiens, ne donnent que des résultats médiocres, quand ils sont employés par d'autres. Les différentes sutures intra-hépatiques sont difficiles à exécuter dans beaucoup de cas ; les ligatures extra-hépatiques ne trouvent leur application que dans des cas spéciaux. On est ainsi très souvent obligé de recourir au tamponnement et au traitement extra-péritonéal du pédicule, pour assurer l'hémostase d'une plaie du foie.

Avec les procédés intra-péritonéaux, on a souvent à redouter les hémorragies secondaires toujours graves, parce qu'en général, quand on s'en aperçoit, le malade a déjà perdu beaucoup de sang et s'est affaibli, de façon à supporter difficilement une opération qui seule peut le sauver.

En répétant, sur des animaux, différents procédés d'hémostase hépatique, nous avons très souvent remarqué que, même quand il s'agit d'une forte hémorragie, elle s'arrête facilement aussitôt que l'on fait avec les doigts une douce compression du tissu glandulaire dans la proximité de la plaie et surtout si cette compression se fait entre deux plans parallèles, comme par exemple entre deux doigts, appliqués de façon à réduire l'étendue de la surface saignante.

Ce phénomène de la compressibilité du parenchyme hépatique éminemment vasculaire est déjà très connu des physiologistes et des anatomo-pathologistes, ainsi que des chirurgiens. Il a été le point de départ du procédé de Cecherelli et Bianchi et de quelques autres qui sont basés sur le même principe, celui de Segale par exemple.

Les différentes ligatures extra-hépatiques n'agissent que par une pression méthodiquement exercée (*Fig.* 47 à 50).

Un procédé idéal serait celui au moyen duquel on pourrait obtenir pour quelque temps une compression régulière et méthodique, comme si elle était exercée par les doigts appliqués directement sur la surface de la glande, dans le voisinage de la plaie hépatique, et qui permettrait en même temps de refermer avec toute confiance la plaie abdominale.

Tâchant de trouver un moyen d'obtenir cette compression le plus naturellement possible, nous avons songé à utiliser la surface même du péritoine pariétal dans le voisinage des lèvres de la plaie abdominale, en les fixant sur les deux surfaces viscérales du foie par des fils résistants de soie ou de gros catgut qui seraient attachés à de petits rouleaux de gaze, placés sur la peau en deux rangées parallèles de chaque côté et à une certaine distance des bords de l'incision cutanée.

Hochenegg a songé à utiliser des rouleaux de gaze pour obtenir l'hémostase du foie ; mais il emploie la gaze iodoformée ; il fait l'application des rouleaux directement sur le tissu hépatique, et fixe le foie au moyen d'une suture à la plaie abdominale qu'il laisse ouverte. C'est en somme un procédé qui ne peut être employé qu'avec un traitement extra-péritonéal du pédicule hépatique.

II. Procédé personnel de Résection du Foie.

Voici comment je procède.

Je fais premièrement préparer des rouleaux de gaze, d'environ 6 centimètres de long sur 2 de large, en y faisant attacher au milieu un fil

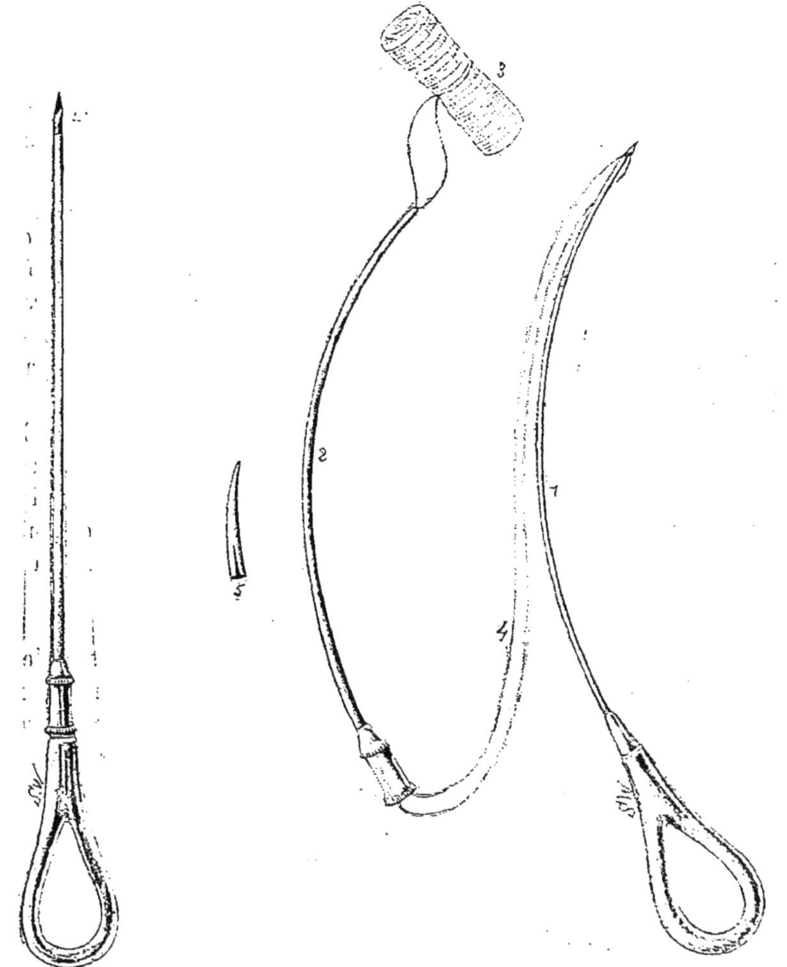

Fig. 52. — Aiguille trocart droite, montée, de M. Chapot-Prévost, pour la résection du foie.

Fig. 53. — Aiguille trocart courbe, démontée, de M. Chapot-Prévost. — *Légende* : 1, Aiguille tenant l'anse du fil qui passe dans la gaine ; 2, Gaine du trocart ; 3, Bourdonnet de gaze réunissant les deux chefs de l'anse ; 4, Fil double de soie tressée plate, formant l'anse ; 5, Capuchon métallique applicable sur la gaine pour protéger la pointe de l'aiguille.

de soie tressée plate n° 4 ou 5 ou de fort catgut, de façon à former une anse longue avec ce même fil, comme on voit sur la *Fig.* 54. Je

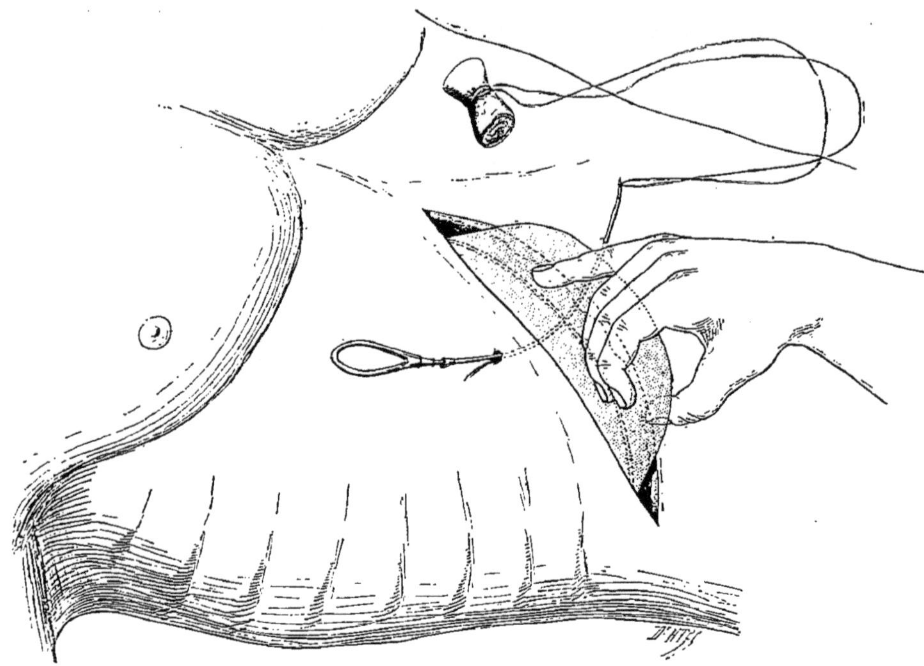

Fig. 54. — Manière de faire l'hémostase dans la résection du foie par le procédé de l'auteur. — Lobe du foie attiré hors de l'abdomen et maintenu par un aide. — L'aiguille trocart est en place et vient de perforer la paroi abdominale et le lobe hépatique à réséquer.

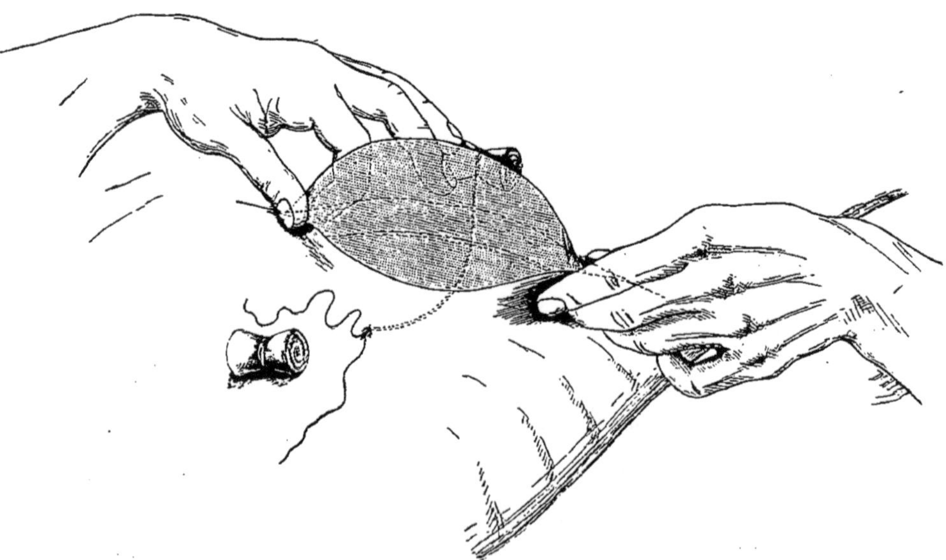

Fig. 55. — Résection du foie par le procédé de l'auteur. — Mise en place de la Ligature de fixation et d'hémostase du foie, après ablation du trocart.

n'ai pas besoin de vous dire que ces fils et ces rouleaux doivent être soigneusement stérilisés.

Je fais l'incision cutanée à un centimètre au-dessous du rebord des fausses côtes et parallèlement à ce rebord (*Fig.* 54) (1).

Aussitôt que l'on tombe dans la cavité abdominale, on tâche d'attirer au dehors la portion de la glande à extirper, en l'y faisant maintenir par un aide. On peut alors faire les points qui doivent assurer

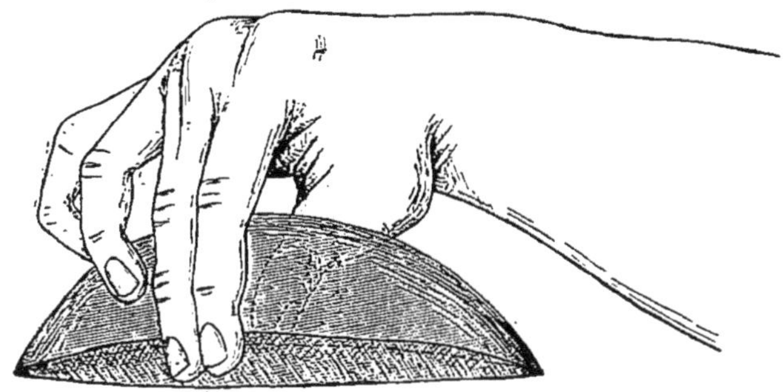

Fig. 56. — Procédé de résection de l'auteur. — Morceau de foie extirpé.

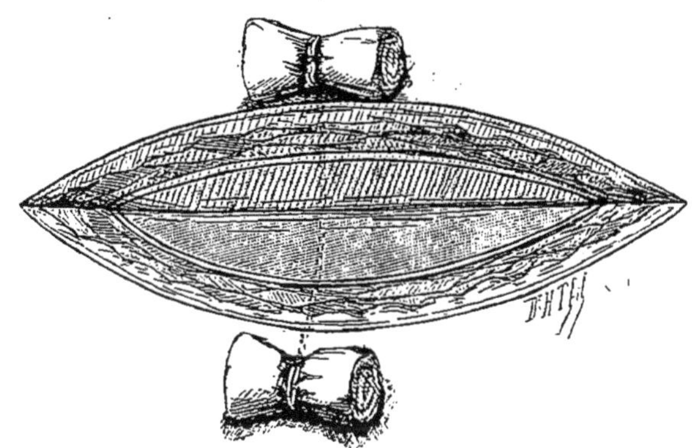

Fig. 57. — Procédé de l'auteur pour la résection du foie. — Fixation du foie à la paroi par la ligature, après ablation du lobe réséqué.

l'hémostase. Pour cela, on transperce de dehors en dedans toutes les couches depuis la peau jusqu'au péritoine, en faisant pénétrer une aiguille (2) à un centimètre du bord de la plaie ; cette aiguille transfixe le foie au-dessous du plan de résection et va ressortir de l'autre côté après avoir traversé en sens inverse, c'est-à-dire, de dedans en dehors, toutes les couches de la paroi abdominale pour aller res-

(1) Cette incision doit être remplacée par une autre faite au niveau de la ligne médiane quand on veut réséquer un morceau du lobe gauche du viscère.

(2) J'emploie pour cela une aiguille trocart, droite ou légèrement courbe, que je trouve assez commode (*Fig.* 52 et 53).

sortir à un centimètre du bord de la lèvre opposée de la plaie, comme l'indique le schéma de la *Fig*. 55.

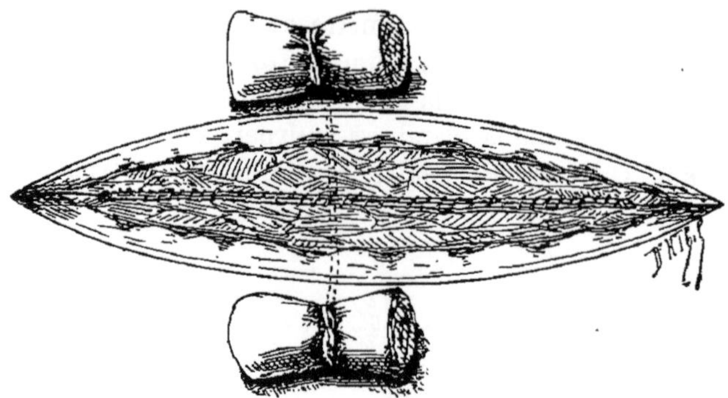

Fig. 58. — Procédé de résection du foie de l'auteur. — Fermeture du péritoine et de la cavité abdominale.

Au moyen de cette aiguille, on fixe l'anse du fil préparée comme

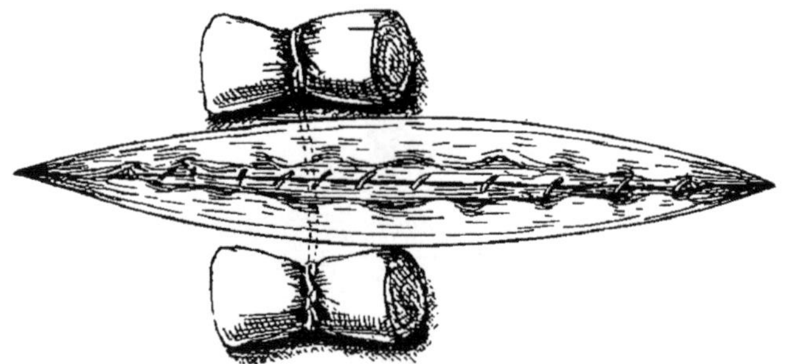

Fig. 59. — Procédé de résection du foie de l'auteur. — Fermeture de la plaie du ventre.

ci-dessus, et on fait ainsi passer ce fil double à travers tous les tissus,

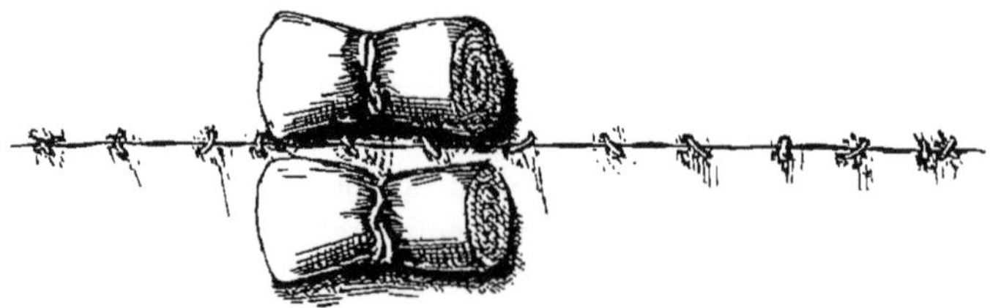

Fig. 60. — Procédé de résection du foie de l'auteur. — Opération terminée et suture de la peau.

en sens inverse à celui parcouru par le trocart (*Fig*. 55). Il est très important de bien faire maintenir le viscère à ce moment. On a alors d'un côté de la plaie un rouleau de gaze fixé à un double fil, qui ressort du côté opposé, en y formant une anse. On coupe cette anse, et, entre les deux chefs, on applique un rouleau de gaze, analogue au premier (*Fig.* 55), sur lequel on attache les fils en comprimant méthodiquement tous les tissus qui se trouvent entre les deux petits rouleaux. On peut ainsi appliquer un, deux ou trois points analogues à celui que nous venons de décrire, selon la grandeur du morceau à reséquer. On coupe alors la portion du foie que ces fils maintiennent extériorisé (*Fig.* 56) et l'hémostase de la plaie hépatique est parfaite (*Fig.* 57).

On pourrait croire tout d'abord que ces fils doivent déchirer le tissu hépatique par la traction qu'ils exercent; mais les expériences par nous faites sur les animaux et principalement les excellents résultats obtenus deux fois chez l'homme sont assez démonstratifs pour nous permettre d'affirmer que cet accident n'est pas à craindre. D'ailleurs le foie du chien, malgré qu'il soit plus friable que celui de l'homme, résiste cependant très bien aux tractions faites par ces fils sans se déchirer.

Ces points se font très rapidement; et c'est là un des grands avantages du procédé. Il n'est naturellement pas applicable à tous les cas; mais je crois qu'il serait difficile d'en trouver un dans ces conditions.

On fait ensuite la suture des deux lèvres de la plaie péritonéale avec un surjet de catgut sur la surface hépatique coupée en angle dièdre, de manière à pouvoir rapprocher par cette suture les deux surfaces cruentées de la glande (*Fig.* 58); et finalement on referme la plaie abdominale comme d'habitude (*Fig.* 59 et 60).

La compression ainsi obtenue provoque rapidement l'adhérence des deux feuillets de la séreuse péritonéale; d'où il résulte que l'hémostase n'en est que mieux faite.

C'est seulement le huitième jour que j'ai enlevé les points profonds qui tenaient le foie chez Rosalina; mais je crois pouvoir affirmer par les expériences que j'ai faites sur les chiens qu'on pourrait les enlever plus tôt.

III. Relation des Expériences sur les animaux et sur deux cadavres humains.

Nous avons essayé notre procédé sur huit chiens, un bouc, et sur deux cadavres humains. Dernièrement, nous avons eu l'occasion de l'appliquer sur le vivant, dans des conditions particulièrement difficiles, qui n'ont que mieux servi à en démontrer les avantages.

Première Expérience.

Hépatectomie partielle simple.

Petite chienne, pesant trois kilos, opérée le 7 octobre 1899. Chloroforme. L'incision de la paroi abdominale est faite à 1 centimètre au-dessous du rebord des fausses côtes et parallèle à ce rebord dans une étendue de six centimètres, à partir du bord externe du muscle droit antérieur du côté droit. L'incision faite à ce niveau, on y trouve facilement un lobe du foie chez le chien.

Saisissant ce lobe entre les doigts, on l'attire doucement en dehors, où il est maintenu par un aide. Aussitôt que le premier fil double est appliqué et que la compression est faite, on remarque que le tissu hépatique devient turgescent.

Nous faisons alors la section du lobe extériorisé, à sa base; et un peu de sang qui était contenu dans le morceau coupé tombe sur la plaie ; mais, aussitôt qu'on essuie celle-ci, on se rend compte de la parfaite hémostase obtenue. Le morceau enlevé avait un poids de 22 grammes. Nous faisons habituellement la section du morceau à enlever de façon à donner à la surface de la plaie du foie la forme d'un angle dièdre, dont les deux faces peuvent être facilement accolées l'une à l'autre quand on fait le surjet du péritoine au catgut sur la plaie du foie. Nous refermons ensuite en deux plans la plaie abdominale. L'opération a duré vingt cinq minutes tout au plus. Aussitôt qu'on met l'animal en liberté, il commence à marcher en chancelant tous d'abord, et il se recouche ; mais, peu de temps après, il se met à courir dans le laboratoire, comme si on ne lui avait rien fait. Nous avons enlevé le point profond le cinquième jour. Un mois après, cette chienne met bas quatre petits.

Deuxième Expérience.

Hépatectomie partielle. — Hémostase consécutive.

Chien de très forte taille. Nous l'opérons au chloroforme le 16 octobre 1899, Après avoir fait une large incision d'environ 15 centimètres, toujours à une certaine distance du rebord des fausses côtes du côté droit, nous écartons les rebords de la plaie; et nous pouvons alors facilement attirer à l'extérieur un gros lobe hépatique que nous faisons tenir par un aide, en le priant d'en faire une légère compression à la base. Au-dessus de la zone comprimée, nous tranchons le lobe en coin et nous procédons ensuite à l'hémostase qui est obtenue au moyen de deux points profonds. La portion enlevée pèse 55 grammes.

La plaie est refermée par trois plans de suture ; et celle-ci est recouverte d'un pansement à la gaze stérilisée. En se réveillant, l'animal fait de grands efforts pour sortir de la gouttière et on est obligé de lui refaire tout de suite le pansement.

Le lendemain, malgré toutes les précautions, le pansement était encore enlevé et nous en faisions un au collodion. Le 20 octobre, c'est-à-dire, quatre jours après l'opération, nous sacrifions l'animal.

Aprés avoir enlevé les rouleaux de gaze, en coupant les fils qui les soutenaient, nous avons fait une première incision médiane sur le ventre et une seconde partant de celle-là au niveau de la cicatrice ombilicale et allant jusqu'à la partie postérieure de l'hypochondre droit. De cette façon, nous avons pu facilement soulever un lambeau angulaire ; ce qui nous a permis de constater : 1° que l'hémotase s'était maintenue parfaitement, malgré tous les mouvements de l'animal ; 2° que la surface du foie, au niveau de la zone réséquée, avait contracté avec la paroi antérieure de l'abdomen quelques adhérences que nous avons pu détruire aisément, sans qu'il y ait eu le moindre écoulement de sang ; 3° que la plaie hépatique était couverte de bourgeons.

Troisième Expérience.

Hépatotomie partielle. — Hémostase préventive.

Chien de forte taille, opéré sous chloroforme le 23 octobre. Nous faisons une large incision de la paroi abdominale, toujours parallèle au rebord des fausses côtes. Un aide maintien un grand lobe, que nous attirons facilement à l'extérieur de la plaie. Nous faisons alors passer deux points profonds de la façon ci-dessus indiquée, et, après avoir retranché le lobe dont la base était ainsi suturée, nous avons pu vérifier la parfaite hémostase de la plaie hépatique. Le morceau enlevé avait un poids de 38 grammes. Nous avons ensuite refermé par trois plans de suture la plaie abdominale.

L'opération avait duré un quart d'heure.

Après le pansement, l'animal se lève et vomit deux fois avec beaucoup d'efforts.

Le lendemain, le pansement était encore bien maintenu, mais trop sale. Nous le remplaçons.

L'animal mange peu ; il cherche à boire de temps en temps ; et nous remarquons qu'il maigrit ; mais le cinquième jour il recommence à manger.

Nous enlevons les points profonds le sixième jour, et nous le gardons encore quelque temps jusqu'à la cicatrisation complète.

Nous le sacrifions le 24 décembre, c'est-à-dire deux mois après l'opération.

En ouvrant le ventre avec les mêmes précautions que pour le chien de l'expérience n° 2, nous remarquons tout de suite que le foie n'adhère plus à la paroi abdominale que par une zone très limitée au moyen d'une bride de tissu conjonctif, et que la surface qui correspond à la portion réséquée a une apparence presque normale. Le lobe, que nous avions enlevé dans une grande étendue, était, au moins en apparence, complètement régénéré ; mais comme on ne peut plus déterminer le plan où la coupe du lobe avait été faite, on ne peut pas affirmer s'il y a eu réellement régénération.

Néanmoins, il est difficile à comprendre qu'une simple hyperplasie diffuse puisse refaire le lobe avec une forme très analogue à celle qu'il avait avant la résection.

Cette expérience montre assez clairement les avantages du procédé que nous proposons.

Quatrième Expérience.

Hépatectomie partielle avec Cholécystectomie. — Hémostase préventive.

Chien de forte taille, que nous opérons sous le chloroforme le 24 octobre 1899.

L'incision de la paroi abdominale, faite comme d'habitude, nous prenons un grand lobe, et nous remarquons que la vésicule biliaire était enclavée à son bord gauche ; nous l'attirons tout de même au dehors, toujours très délicatement, et nous passons deux points à droite et un à gauche de la vésicule, en la fixant ainsi en dehors du ventre. Après avoir bien serré nos fils sur les rouleaux de gaze, nous servant cette fois-ci de fort catgut, nous fixons bien notre lobe de foie aux bords de la plaie abdominale, et nous pouvons alors en faire aisément la résection, faisant bien attention de disséquer très soigneusement la vésicule. Quand celle-ci a été bien isolée, nous avons remarqué que la compression avait été faite en rapprochant les deux parois du foie tout près de son embouchure dans le canal cystique.

Nous avons alors jeté une ligature au catgut un peu en dehors de la zone de compression, et, après avoir saisi les parois de la vésicule avec une pince de Péan, tout près de cette ligature, nous avons complété la résection en coupant la vésicule au thermo-cautère. Nous avons ensuite refermé la plaie abdominale avec trois plans de suture.

L'opération a duré une demi-heure. Le morceau enlevé avec la vésicule et le liquide qu'elle contenait pesait 47 grammes. Le pansement a été fait à la gaze stérilisée.

Nous enlevons les points profonds le sixième jour ; et nous sacrifions l'animal le huitième jour après l'opération.

Après avoir coupé les points superficiels, nous ouvrons la plaie, dont la cicatrisation se fait régulièrement. Le péritoine pariétal adhère déjà assez fortement au péritoine viscéral sur les deux surfaces du lobe réséqué.

L'animal n'a pas eu d'ictère. La surface du foie, au niveau de l'incision, est couverte de bourgeons.

Cinquième Expérience.

Hépatectomie partielle. — Hémostase préventive.

Chien de taille moyenne opéré sous l'action du choroforme, le 26 octobre 1899. — L'incision de la peau faite dans des conditions analogues, nous cherchons un lobe que nous attirons doucement à l'extérieur. En le donnant à maintenir à un aide, nous en fixons la base par un point profond à la soie; et nous le réséquons.

L'hémostase est comme toujours facilement obtenue. Le morceau enlevé pèse 23 grammes. L'opération a duré 12 minutes.

Nous sacrifions l'animal le quatrième jour.

L'hémostase se maintient très bien et le foie adhère déjà assez fortement à la paroi abdominale, pour ne pas en être détaché après que j'enlève le point profond.

Sixième Expérience.

Hépatectomie partielle. — Hémostase préventive.

Chien de forte taille. Nous commençons à donner le chloroforme un quart d'heure après avoir fait une piqûre de morphine (1/2 centigramme), et nous opérons sous l'action de cette anesthésie mixte le 3 novembre 1899.

Nous faisons cette fois une incision médiane longitudinale, et nous attirons au-dehors un des lobes qui se présentent; nous le fixons aux bords de la plaie abdominale au moyen de deux points profonds.

L'hémostase est toujours bien assurée de cette façon. Les suites opératoires sont très simples. Le morceau enlevé pèse 31 grammes, et l'opération a duré 20 minutes. Nous enlevons les deux points le cinquième jour. Vingt jours après l'opération, nous endormons nouvellement l'animal et nous faisons une laparotomie latérale, par laquelle nous pouvons vérifier l'adhérence du foie au niveau de la plaie médiane. Nous refermons tout simplement la plaie et l'animal nous sert encore pour d'autres expériences.

Septième Expérience.

Hépatotomie. — Hémostase consécutive.

Gros chien. Opération le 20 décembre, sous le chloroforme. Nous avons voulu dans cette expérience placer l'animal dans les conditions d'un blessé, qui aurait reçu un coup de rasoir sur l'hyponchondre droit assez profondément, pour que le foie fût coupé et essayer notre suture sur cette plaie. Après avoir endormi l'animal, nous lui faisons du côté droit au niveau du rebord des fausses côtes une incision profonde dirigée obliquement en haut. La plaie commence à saigner; nous l'agrandissons, et, après avoir déterminé le point où le foie avait été atteint, nous avons pu voir qu'un des lobes du côté droit était coupé dans une étendue de 6 centimètres environ, et que, quoique la plaie hépatique ne fût pas profonde, elle saignait assez abondamment. Nous faisons pénétrer une aiguille courbe de Reverdin à un centimètre de la lèvre inférieure de la plaie abdominale; et, après lui avoir fait traverser la paroi abdominale à ce niveau, ainsi que le foie au-dessous et au-dessus de la plaie ; nous la faisons ressortir supérieurement au niveau du neuvième espace intercostal. Nous plaçons notre fil de la façon habituelle et nous serrons.

L'hémostase se fait. Nous refermons la plaie. L'opération a duré 15 minutes. Nous faisons un pansement que nous remplaçons le surlendemain.

Nous enlevons le point profond le cinquième jour. Vingt jours après, l'animal se portait très bien.

Huitième Expérience.

Hépatotomie. — Hémostase consécutive.

Chien de forte taille. — Opération le 26 décembre 1899. — Nous faisons l'anesthésie au chloroforme. L'incision est faite au niveau du rebord des fausses côtes. Nous abaissons un lobe du foie et nous y produisons une plaie pénétrante avec un bistouri assez fort et large, que nous introduisons en plein tissu hépatique obliquement de bas en haut, à 5 centimètres environ de profondeur. Nous faisons alors notre suture, en venant de bas en haut et en cherchant à faire passer l'aiguille de façon à fermer la plaie qui saigne. L'aiguille vient ressortir en haut un peu au-dessus du rebord des fausses côtes ; mais nous tâchons de faire le point de façon à transfixer la peau assez supérieurement pour que ce rebord puisse favoriser la compression du foie. L'hémostase se fait. L'opération ne dure que huit minutes. Le pansement est le même et nous enlevons les fils le cinquième jour.

Neuvième Expérience.

Hépatectomie partielle. — Hémostase préventive.

Voulant essayer la résistance du tissu hépatique sur un autre animal et ayant à notre disposition un grand bouc, nous l'opérons sous le chloroforme le 8 janvier 1900.

Cet animal a le thorax bien plus aplati que celui du chien dans le sens latéral et il est chez lui moins aisé d'attirer au-dehors un lobe du foie ; mais nous y arrivons cependant et nous en suturons la base de la même façon que chez le chien, en y faisant trois points à la soie tressée plate avec notre aiguille trocart. Nous réséquons alors ce gros lobe qui pèse 62 grammes.

L'animal supporte très bien l'opération qui a duré une demi-heure.

Le cinquième jour, nous enlevons les points profonds ; et le huitième nous sacrifions l'animal, qui avait sa large plaie du foie parfaitement cicatrisée, avec de nombreux bourgeons qui la recouvraient. Elle avait contracté des adhérences avec la paroi abdominale.

*
* *

Nous avons encore fait des expériences sur deux cadavres humains, non seulement dans le but d'essayer la résistance du tissu hépatique, mais aussi pour voir si les rapports du foie avec la paroi abdominale nous permettaient d'exécuter facilement notre procédé chez l'homme.

I. — Sur le premier cadavre, nous avons fait une laparotomie médiane sus-ombilicale et nous avons pu réséquer un assez grand morceau du lobe gauche du foie, suffisamment mobile pour se laisser attirer en dehors de la plaie.

II. — Sur le second cadavre, le lobe droit ne se laissant pas disloquer aussi aisément, nous fûmes obligés de faire une assez large incision sur l'hypochondre, de façon à pouvoir attirer la glande au-dehors de la plaie. Nous avons pu cependant en réséquer un gros morceau, qui pesait 52 grammes. La partie restante du viscère a été très bien maintenue par les fils, qui n'y produisirent aucune déchirure. Il faut remarquer que, sur le cadavre, surtout si l'on opère quelques heures après la mort, le tissu hépatique perd beaucoup de sa souplesse ; et l'opération devient alors un peu plus difficile. Il ne faut donc pas attendre la rigidité cadavérique.

IV. Hépatotomie typique chez un Thoraco-xiphopage.

Ayant pu nous assurer par ces expériences des garanties que cette façon de traiter la plaie du foie pouvait nous offrir dans un cas où nous avions surtout besoin d'agir rapidement, nous avons cru pouvoir tenter la séparation des sœurs Maria-Rosalina, malgré l'opinion de ceux qui avaient décidé l'inopérabilité de ces fillettes.

Nous croyons pouvoir affirmer maintenant, après avoir constaté la rapidité et la sûreté avec laquelle on obtient l'hémostase d'une plaie hépatique par notre procédé, que le succès sera toujours sûr à ce point de vue, et non pas *presque probable*, comme le dit Pantaloni.

Ayant fait l'incision de la peau, de façon à longer le rebord des fausses côtes du côté droit sur chaque sujet, nous avons sectionné l'arcade ostéo-cartilagineuse qui maintenait les deux enfants très rapprochées l'une de l'autre. Les grandes séreuses des deux enfants (péritoine, péricarde, plèvre), communiquant plus ou moins largement d'un côté à l'autre, furent successivement ouvertes et suturées.

Le péritoine n'a été refermé des deux côtés qu'après la complète hémostase du foie.

Aussitôt que le large pont de tissu hépatique a été isolé, nous l'avons sectionné verticalement, en ayant soin de maintenir une hémostase provisoire d'un côté par une forte ligature à la soie et de l'autre par une compression, au moyen d'un gros tampon de gaze.

La surface de la plaie hépatique avait de chaque côté environ huit centimètres dans un sens et sept dans l'autre ; mais, malgré cette vaste surface où l'on distinguait principalement trois gros vaisseaux, nous avons pu obtenir très rapidement l'hémostase des deux plaies, en faisant passer nos points profonds par le procédé que nous avons décrit ci-dessus.

Avec le premier point, lorsque l'on choisit bien l'endroit ou il faut l'appliquer, on obtient, comme il nous est arrivé sur ces deux fillettes, une hémostase assez bonne ; mais, pour bien l'assurer, nous avons fait encore deux points du côté de Rosalina et trois du côté de Maria. Il faut dire cependant que de chaque côté un de ces points profonds ne comprenait pas le foie et n'a été fait que pour mieux rapprocher les deux lèvres de la plaie abdominale très écartées l'une de l'autre au-dessous de la plaie du foie. On voit donc qu'avec deux points du côté de Rosalina et avec trois du côté de Maria l'hémostase des plaies hépatiques était parfaite.

Le péritoine a été suturé chez les deux fillettes sur la surface hémostasiée du foie et les autres couches ont été cousues comme d'habitude.

La petite Maria étant morte d'une pleurésie, le sixième jour après l'opération, on a pu noter lors de l'autopsie que l'hémostase du foie était parfaitement maintenue.

Chez Rosalina, nous avons enlevé les points profonds qui maintenaient la compression hépatique seulement le huitième jour.

En examinant cette enfant, vous pourrez voir que la position médiane de la cicatrice a dû probablement avoir quelque influence sur le changement de position du foie, qui se trouve, comme vous pouvez vous en rendre compte par cette belle radiographie (1), placé au milieu plutôt qu'à droite. L'hétérotaxie cardiaque a peut-être eu quelque influence sur la production de cette ectopie hépatique ; mais, pendant l'opération que j'ai faite, j'avais bien pu m'assurer que chez cette petite le gros lobe du foie était logé dans l'hypochondre droit.

Cela prouve bien que la traction exercée par les fils profonds hémostatiques n'y produit pas de déchirures hémorragipares.

Il faut vous dire finalement que c'est la première fois que l'on obtient une épreuve radiographique aussi complète d'un corps humain tout entier. Elle a été faite par M. Imfroit, au Laboratoire de M. A. Londe, à la Salpêtrière (*Fig.* 34).

(1) Voyez la Radiographie (*Fig.* 45, p. 113).

*
* *

Le Rapport que M. Walther a fait sur cette communication a été publié dans le n° 39 du 18 décembre 1900 des *Bulletins et Mémoires de la Société de Chirurgie*; mais, comme il y avait quelques petites modifications à y faire, le rapporteur a eu l'extrême bienveillance de les présenter lui-même à la Société de Chirurgie le 23 janvier 1901 et on les trouve dans le n° 3 du 27 janvier 1901. Nous reproduisons ici ce rapport avec les corrections.

Nouveau procédé rapide d'Hémostase du foie; par M. Chapot-Prévost, *professeur à la Faculté de Médecine de Rio de Janeiro.*

Rapport par M. C. Walther (1).

Il y a un mois environ, M. Chapot-Prévost vous a lu un mémoire sur ce sujet et vous a présenté une fillette de sept ans et demi, moitié survivante d'un monstre double thoraco-xiphopage, opéré par lui le 30 mai dernier.

L'histoire complète de ce monstre double, Maria-Rosalina, a été consignée par M. Chapot-Prévost dans une observation très documentée et fort intésessante qui a fait à l'Académie de Médecine l'objet d'un rapport de M. Porak.

M. Chapot-Prévost a limité exactement le travail qu'il nous a lu à l'étude du procédé employé par lui pour assurer l'hémostase, après la section du très large pont de substance hépatique compris dans l'adhérence qui unissait les deux fillettes.

Voici dans quelles conditions a été décidée et pratiquée l'opération.

Par l'examen de radiographies dont l'interprétation avait été confirmée, disait-on, par des radioscopies répétées, on avait cru pouvoir conclure à l'indépendance viscérale des deux organismes, et l'intervention semblait devoir se borner à la section de la peau, de quelques brides musculaires et aponévrotiques, et du pont cartilagineux formé par l'union des deux appendices xiphoïdes.

Le 23 juillet 1899, un chirurgien brésilien, confiant dans les renseignements qui lui avaient été fournis, tentait l'opération ; mais, après les premières incisions, il se trouva en présence d'un large pont de foie et s'empressa de refermer la plaie, sans avoir même eu le temps de songer à l'exploration de la région unissante. Les chirurgiens qui assistaient à l'opération émirent l'avis que toute intervention entraînerait fatalement la mort des deux fillettes, parce que l'union des deux foies était si intime qu'ils semblaient n'en former qu'un seul

(1) Voyez *Bulletins et Mémoires de la Société de Chirurgie*, 18 déc. 1900 et 29 janv. 1900.

et parce que, par les procédés connus d'hémostase du foie, on ne pourrait se rendre maître de l'hémorragie des deux côtés.

C'est alors que M. Chapot-Prévost entreprit une série d'expériences à la suite desquelles il fixa son choix sur le procédé qu'il nous a décrit.

Ce procédé consiste essentiellement dans la transfixion du foie et des deux lèvres de l'incision de la paroi abdominale par des fils doubles qui sont noués de chaque côté sur des rouleaux de gaze aseptique, prenant ainsi point d'appui sur les téguments et permettant d'exercer, au degré voulu, une compression régulière sur la portion du foie située immédiatement en arrière de la surface de section.

L'auteur procède de la façon suivante :

Des rouleaux de gaze sont préparés, longs de 6 centimètres, épais de 2 ; ils sont, en leur milieu, ceinturés par les deux extrémités, solidement nouées, d'une longue anse de soie plate n° 4 ou 5, ou de fort catgut.

L'incision cutanée est faite à 1 centimètre au-dessous du rebord costal et parallèlement à ce rebord (elle doit être placée sur la ligne médiane, si la résection doit porter sur le lobe gauche du foie).

L'abdomen ouvert, on tâche d'attirer au dehors la portion de foie à réséquer; et elle doit être solidement maintenue par un aide, pendant que vont être appliquées les sutures destinées à assurer l'hémostase.

A l'aide d'une longue aiguille courbe, enfoncée dans la peau à 1 centimètre environ du bord de l'incision, l'opérateur traverse toute l'épaisseur de la paroi abdominale, puis le foie en arrière du point où doit porter la résection, enfin, de dedans en dehors, la paroi du côté opposé. L'anse de fil préparée est accrochée à l'aiguille qui est ramenée en sens inverse. On peut alors, en tirant sur l'anse, exercer une compression au degré voulu. L'anse est coupée en son milieu et ses deux bouts noués sur un second rouleau de gaze. On applique ainsi un nombre de points déterminé par l'étendue de la partie à réséquer. C'est, en somme, une série de sutures enchevillées, enserrant le foie entre les deux lèvres de la paroi abdominale.

La résection du foie est alors faite, autant que possible, en forme de coin, de façon à obtenir une plaie en angle dièdre. Un surjet de catgut réunit en même temps les deux bords de cette plaie et les deux lèvres du péritoine pariétal. Par-dessus sont suturés les muscles et la peau.

M. Chapot-Prévost a appliqué huit fois ce procédé chez des chiens, une fois sur un bouc, et, sacrifiant les animaux à différentes époques, a pu s'assurer, dans tous les cas, de l'excellence du résultat obtenu. C'est alors qu'il s'est décidé à faire l'opération devant laquelle on avait reculé quelques mois auparavant.

L'opération a été pratiquée, comme je vous l'ai dit, le 30 mai dernier. « Ayant fait, nous dit M. Chapot-Prévost, l'incision de la peau de façon à longer le rebord des fausses côtes du côté droit sur chaque sujet, nous avons sectionné l'arcade ostéo-cartilagineuse qui maintenait les deux enfants très rapprochées l'une de l'autre. Les grandes séreuses des deux enfants (péritoine, péricarde, plèvre) communiquaient plus ou moins largement d'un côté à l'autre et furent successivement ouvertes et suturées. Le péritoine n'a été refermé des deux côtés qu'après la complète hémostase du foie. Aussitôt que le large pont de tissu hépatique a été isolé, nous l'avons sectionné verticalemement, ayant soin de maintenir une hémostase provisoire d'un côté par une forte ligature à la soie, et, de l'autre, par une compression au moyen d'un gros tampon de gaze. La surface de la plaie hépatique avait de chaque côté environ 8 centimètres dans un sens et 7 dans l'autre ; mais, malgré cette vaste surface, où l'on distinguait principalement trois gros vaisseaux, nous avons pu obtenir très rapidement l'hémostase des deux plaies, en faisant passer nos points profonds par le procédé que nous avons décrit ci-dessus. Avec le premier point, lorsque l'on choisit bien l'endroit où il faut l'appliquer, on obtient, comme il nous est arrivé chez ces deux fillettes, une hémostase assez bonne ; mais, pour bien l'assurer, nous avons fait encore deux points du côté de Rosalina et trois du côté de Maria.

« Il faut dire cependant que, de chaque côté, un de ces points profonds ne comprenait pas le foie et n'a été fait que pour mieux rapprocher les deux lèvres de la paroi abdominale, très écartées l'une de l'autre au-dessous de la plaie du foie. On voit donc qu'avec deux points du côté de Rosalina et avec trois du côté de Maria, l'hémostase des plaies hépatiques était parfaite.

« Le péritoine a été suturé, chez les deux fillettes, sur la surface hémostasiée du foie et les autres couches ont été cousues comme d'habitude.

« La petite Maria étant morte d'une pleurésie le sixième jour après l'opération, on a pu noter, lors de l'autopsie, que l'hémostase du foie s'était parfaitement maintenue. Chez Rosalina, nous avons enlevé les points profonds, qui maintenaient la compression hépatique, seulement le huitième jour. »

*
* *

Tel est, Messieurs, le résultat qu'a donné l'application de ce procédé. M. Chapot-Prévost nous dit avoir, dans un autre cas, fait de la même manière, et avec succès, l'hémostase du foie.

Il semble, en effet, que dans les cas auxquels peut s'appliquer ce procédé, pour des résections portant sur la partie antérieure du foie, soit sur le lobe droit, soit sur le lobe gauche, on puisse trouver là un moyen très rapide et très sûr d'hémostase. Cette compression par la large surface de la paroi abdominale est excellente, régulière, facile à graduer. Les deux fils, qui, à chaque point de suture, traversent le foie, ne peuvent s'écarter, maintenus par leur trajet intra-pariétal, et ne sauraient, par conséquent, déchirer de ce fait le tissu hépatique.

Le seul inconvénient à redouter serait la déchirure du tissu du foie sous l'influence de la traction exercée par ces fils, qui maintiennent contre la paroi abdominale l'organe attiré assez fortement d'arrière en avant au moment de l'opération. L'expérience a prouvé qu'il n'en est rien. Dans toutes ses opérations sur les chiens, dont le foie est plus friable que celui de l'homme, M. Chapot-Prévost n'a jamais observé de déchirure du tissu hépatique par ces points de suture. A l'autopsie de Maria, on a pu constater l'intégrité absolue de ce moignon hépatique.

Je vous propose, Messieurs, de conserver dans nos Archives ce travail et d'adresser nos remerciements à M. Chapot-Prévost.

Conclusions.

De ce travail, nous sommes donc fondé à déduire les conclusions suivantes :

1° On ne connaît pas encore d'une façon complète la tératogénie des Diplogenèses.

2° Parmi les monstres doubles Tératopages, il y en a qui sont inopérables (Ischiopages, Osphuopages, Thoraco-sternopages, Sternopages, Ectopages, Hémitropages, Hémipages); mais il y en a d'autres qui sont séparables (Xiphopages, Métopages, Céphalopages, Pygopages (?), Thoraco-xiphopages, et peut-être certains Thoraco-sternopages).

3° En séparant avec succès les sujets composants d'une espèce de monstre Thoracopage, nous avons démontré pratiquement l'opérabilité de ce type tératologique.

4° Chez certains Thoracopages, on aurait tort de considérer une soudure très superficielle et peu étendue des cœurs comme une contre-indication formelle de l'opération.

5° Le procédé d'hémostase du foie, que nous proposons, offre, dans ces cas, toutes les garanties de succès.

TABLE DES MATIÈRES.

Imprimerie de l'INSTITUT DE BIBLIOGRAPHIE. — III-1901. — N° 644.

INSTITUT DE BIBLIOGRAPHIE
PARIS

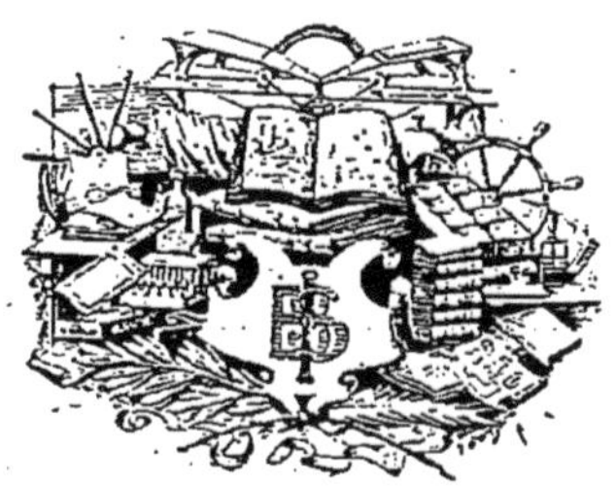

IMPRIMERIE : LE MANS (SARTHE).

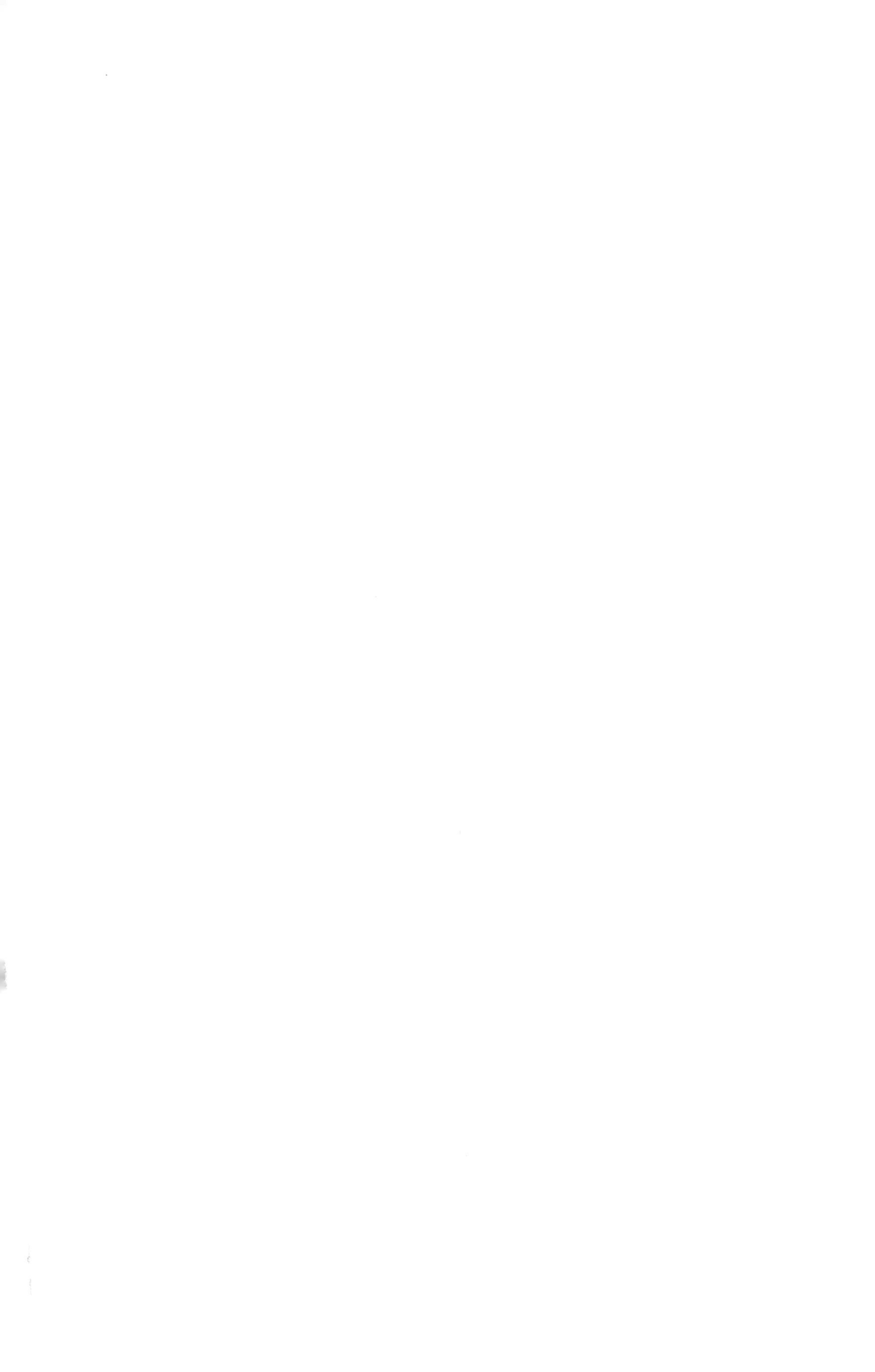

www.ingramcontent.com/pod-product-compliance
Ingram Content Group UK Ltd.
Pitfield, Milton Keynes, MK11 3LW, UK
UKHW012036240726
13965UKWH00003B/835

9 782012 97888